Meine Erlebnisse in der Irrenanstalt

Herman Charles Merivale

Writat

Diese Ausgabe erschien im Jahr 2024

ISBN: 9789359946054

Herausgegeben von
Writat
E-Mail: info@writat.com

Inhalt

ICH.

Es ist eine verrückte Welt, meine Herren.

Ich nehme an, dass das Motto, das ich dem ersten Kapitel der kurzen Geschichte einer einzigartigen persönlichen Erfahrung beigefügt habe, mittlerweile ein akzeptiertes Axiom ist. War es in einer von Mr. Salas Klatschkolumnen, die ich neulich las, der Mann der Feder, der die Inhaftierung eines Bruders seines Fachs in einer Anstalt mit den Worten kommentierte: „Was für ein Narr muss er sein! Ich bin seit Jahren genauso verrückt wie er, nur habe ich darauf geachtet, es nie zu sagen"? Es gibt seltsame Winkel im Gehirn der meisten von uns, die mit seltsamen Einfällen gefüllt sind, die man besser nicht sieht; Exzentrizitäten könnte man sie wohl nennen. Der Mann, der so „konzentrisch" ist, dass er keine Eigenheiten hat, ist ein Gefährte der langweiligen Art. Aber der Himmel helfe uns allen, wenn solche Dinge Wahnsinn genannt und als Wahnsinn behandelt werden können. Denn wenn wir alle entsprechend unserer Verdienste auf diese Weise behandelt würden, wer sollte dann den modernen Ersatzmethoden für die Auspeitschung entgehen? England würde die Irrenanstalten, die gebaut werden müssten, nicht fassen und würde die Beschreibung des Totengräbers zu Hamlets Gunsten wahrscheinlich bei weitem verdienen: „Dort sind die Männer genauso verrückt wie er." Lassen Sie mich noch einen Schritt weiter gehen. Es gibt vielleicht nur wenige unter uns, die in ihrem Leben noch nicht etwas von den seltsamen Nervenstörungen erlebt haben, die verallgemeinert als „Hypochondrie" bezeichnet werden und die, wie ich glaube, in Wirklichkeit verschiedene Folgen einer weit verbreiteten Erkrankung sind – vorübergehende Erschöpfung des Gehirns. Ab einem bestimmten Punkt wird es zum Delirium, dem umherschweifenden Schwächegefühl, das so eng mit vielen Formen von Krankheit verbunden ist, sowohl zu Beginn als auch im Verlauf und bei der Genesung. Wenn die Opfer des Deliriums zu den exzentrischen Mitgliedern der Gesellschaft gezählt werden; wenn in jedem Moment die Atteste zweier Ärzte, die dem Patienten möglicherweise völlig fremd sind – die auf Anweisung von Freunden handeln, die vielleicht verängstigt und verwirrt sind und versuchen zu glauben, dass sie „das Beste tun" (ich lasse hier die niederen Motive außer Acht, die, wie zu befürchten ist, manchmal ins Spiel kommen) – ihn zu der schlimmsten Form der Freiheitsberaubung verurteilen können, dem Tod im Leben in einer Irrenanstalt, zu einem Zeitpunkt, an dem er selbst praktisch bewusstlos ist; – wer unter uns kann sich auch nur einen Moment lang sicher fühlen? Tod im Leben habe ich gesagt? Es ist schlimmer; denn es ist ein Leben im Leben, schlimmer als jede vorstellbare Form des Todes. Die Bilder und Geräusche, die man durchleben muss, kann derjenige, der sie durchlebt hat, nie vergessen, sondern sie werden ihn immer und ewig verfolgen. Lassen Sie niemals zu, dass sich nächste Freunde einreden, dass sie „das Beste tun“ für den, für den sie es tun. Für sich selbst denken sie vielleicht, dass sie es tun. Für ihn können sie unmöglich Schlimmeres tun. Man sollte alle Kräfte anstrengen, um einen Menschen vor diesem Schicksal zu bewahren, wenn es menschlich möglich ist, ja, selbst wenn er wirklich verrückt ist; denn solange es Leben gibt, gibt es Hoffnung, bis dieser Schritt getan ist. Und wenn dies geschehen ist, glaube ich wahrhaftig, dass die Hoffnung auf das Mindeste reduziert ist. Denn die persönliche Erfahrung, von der ich zu berichten habe, hat mich Folgendes gelehrt: Der Mensch, der gesund und sicher aus den Händen von Irrenärzten und Wärtern kommt, mit all dem wunderbaren Netzwerk von Komplikationen, das unser Gesetz durch Kommissare, Bescheinigungen und Gott weiß was um das unglückliche Opfer in den schlimmsten seiner verschiedenen Verirrungen gesponnen hat, ist in der Tat sehr gesund. Und glücklicherweise auch sehr sicher. Seine Zeilen danach sind nicht ganz angenehm. Die neugierigen Blicke und das Getuschel, die ersten Treffen mit alten Freunden, die allgemeine Sorge, er möge sich nicht „aufregen“ (was man ihm vielleicht besser verzeihen kann als den meisten Leuten), zweifellos verstärkt durch seine eigene natürliche Sensibilität, sind auf ihre Art schwierig. Er stört sich nicht sehr daran, findet es manchmal amüsant; denn mit dem starken Gefühl, das Recht auf seiner Seite zu haben, ist der Konflikt für eine ausgeglichene Seele eher angenehm als unangenehm. Aber der Faden des Lebens, der Arbeit und der Pflicht ist durch den Schock jäh zerrissen und muss unter großen Schwierigkeiten neu geknüpft werden. Es ist jedoch möglich, und man beginnt als weiserer und besserer Mensch von vorne.

„Jurant, quoiqu'un peu tard, qu'on ne l'y prendra plus.“ Es ist nichts Schlechtes, wenn einem ein Teil der eigenen Arbeit und Pflicht so klar vor Augen geführt wird wie mir. Wenn diese schlimme Frage so tief aufgewühlt wird wie jetzt, ist jeder Beitrag persönlicher Erfahrung wertvoll. Es ist nicht meine Aufgabe, Reformpläne vorzuschlagen, wie es üblich ist, Kritiker darum zu bitten, sondern diejenigen, die dafür bezahlt werden, diese Arbeit richtig und ernsthaft zu verrichten, oder die sich dazu entschließen, für uns Gesetze zu erlassen. Auch habe ich ihnen keinen anderen Rat zu geben als den Rat von Hamlet: „O, reformiert es ganz und gar.“ Das System, unter dem ein solches Unrecht möglich ist, ist durch und durch grundlegend falsch. Und ich glaube das umso mehr, weil es mir nicht vernünftig entschuldigt erscheint. Wahnsinn ist die schrecklichste aller Heimsuchungen; aber wahrscheinlich aus genau diesem Grund auch die unverkennbarste. Und trotz der Ärzte und Anwälte und der ganzen Artillerie des organisierten Humbugs habe ich aus meiner harten Erfahrung eine weitere Lektion gelernt: Ich glaube nicht, dass man einen Verrückten auf den ersten Blick verkennen kann.

Die besondere Erfahrung, von der ich zu erzählen habe, ist nicht besonders schmerzhaft und vielleicht deshalb auch nicht schlimmer. Ich habe nichts über dunkle Räume oder Zwangswesten oder Auspeitschungen zu schreiben oder solche Geheimnisse des Gefängnisses zu enthüllen, die jedem einzelnen beim Erzählen die Haare zu Berge stehen lassen. Meine Zeilen wurden an angenehmen Orten abgelegt. Die private Anstalt, in der ich viele Monate eingesperrt war, die im Rückblick wie ein einziger trostloser Traum erscheinen, wird, glaube ich, von den Kommissaren Ihrer Majestät als herrlicher Erholungsort wärmstens empfohlen – ein Ort, an dem man „ein glückliches Leben" führen kann. Während dieser Monate hatte ich den Vorteil, in einem burgartigen Herrenhaus in einem der schönsten Teile Englands zu leben, das ich bis zu meinem Todestag hassen werde, mit einer ständigen Auswahl an Bediensteten, die mir die Ehre erwiesen, in meinem Zimmer zu schlafen, manchmal bis zu drei gleichzeitig. Ich starb im Delirium und war einfach erschöpft und bis zum Schatten abgemagert; deshalb entschied ich mich für „gewaltsames" Sterben als besten Ausweg. Mit Kutschen, die mich auf Spazierfahrten mitnahmen, die an regnerischen Tagen geschlossen und an schönem Tag geöffnet waren; mit Cricket, Bowling und Bogenschießen im Sommer und einer Meute von Rohrweihen, die ich im Winter querfeldein verfolgen konnte; mit dem Chef des Hauses, der mit seiner Familie in einem hübschen kleinen Häuschen lebte und mir sonntags Fünf-Uhr-Tee gab; mit fünf Mahlzeiten am Tag, die ich, wenn ich Lust dazu hatte, mit meinen verrückten Mitmenschen in meinem privaten Wohnzimmer einnehmen konnte, wenn ich es nicht aushielt; mit einer privaten Kapelle für das Morgengebet oder den Sonntagsgottesdienst, denselben Gefährten und Begleitern für eine Gemeinde und einigen Besuchern, die kamen, um uns zu besuchen; mit kleinen Abendgesellschaften für Whist oder Musik unter „uns" und einem gelegentlichen Zauberer oder Unterhalter aus der Stadt, der uns manchmal für einen Abend ablenkte; mit einem gelegentlichen Verwandten, der mich besuchte, mich bat, mich nicht aufzuregen und so bald wie möglich abzureisen – was könnte der Mensch mehr verlangen? Wenn ich mir diesen letzten Satz von mir ansehe, liest er sich wie eine Anzeige. Bleib – ich hatte die Medizin vergessen. Ich nehme an, sie haben mir nicht viel davon gegeben, sonst wäre ich nicht mehr am Leben. Tatsächlich schien es mir, als gelte das allgemeine Prinzip, es zu geben, wenn man darum bittet, und so ziemlich das, worum man bittet. Als ich ungewöhnlich schwach und wahnsinnig wurde, reichte eine gute, starke Dosis der „gewalttätigen" Theorie – Homöopathie, nehme ich an, aus einem neuen Blickwinkel – buchstäblich aus, um mich zur Vernunft *zu bringen* . Dann war ich nämlich zu schwach zum Sprechen, und die Sache war für eine Weile vorbei.

All dies sieht nach außen so schön aus, dass es schwerfällt, sich dagegen zu wehren. Doch das Leben, das es verbarg, war unvorstellbar schrecklich. Mein Kopf war angefüllt mit den schwächsten, unterschiedlichsten und ziellossten Phantasien – Phantasien schierer und lang anhaltender Erschöpfung. Diese Partys, Spiele, Unterhaltungen, Mahlzeiten, ohne das Gesicht eines Freundes in meiner Nähe, ohne Hoffnung, Wunsch oder Willen; mit dem Geschrei und Schreien der wirklich Gewalttätigen, das mich manchmal nachts weckte; mit jeder Form persönlichen Leidens, das mich heimsuchte und verspottete und mich doch tagsüber begleitete; mit armen Kerlen, die alle möglichen merkwürdigen Mätzchen um mich herum trieben, irgendwie oder gar nicht zusammengepfercht, mit oder ohne eigene Privatzimmer – mehr, fürchte ich, in dem Maße, wie ihre Freunde für sie zahlen konnten oder wollten oder nicht, auf der Grundlage von „Patienten erster Klasse" als aus irgendeinem anderen begreiflichen Grund; Von Zeit zu Zeit war der Tod im Haus, der plötzlich und schrecklich über einen dieser unglücklichen Ausgestoßenen hereinbrach, aufgrund einer unerwarteten Krankheit im Inneren, die sie sich nicht erklären konnten, über die nur geflüstert wurde und die so schnell wie möglich vertuscht und vergessen wurde; die Wächter - „Bedienstete", wenn Sie das lieber sagen - trieben ihr wildes Raufereien überall im großen Haus, die Philister machten sich über die armen, hilflosen Samsons lustig und variierten ihre Vergnügungen durch derbe und grobe Ausdrücke, die einem das Blut in den Adern gefrieren ließen - beim Erzählen dieser Geschichte schaudert es mich, und ich bedauere fast, dass ich es unternommen habe, sie zu erzählen.

Aber das Böse muss bis ins Innerste ausgelöscht werden, und ich glaube, dass jede Geschichte dieser Art erzählt werden sollte. Ich persönlich war in diesem Haus mehr als einmal dem Tod sehr nahe, aufgrund der völligen Erschöpfung meines Gehirns. Ich fühlte es damals so, wie ich es seither kenne. Tod in völliger Einsamkeit, abgesehen von den Wärtern an meiner Seite, deren Pflicht es war – oder manche von ihnen interpretierten es so –, mich festzuhalten und auf mich zu springen oder auf meinem Brustbein zu knien, wenn ich mich umdrehte oder im Bett irgendwelche wirren Worte von mir gab. Als ich wirklich starb, war ich glücklicherweise zu schwach, um mich zu bewegen oder zu sprechen. Und es gibt keinen seltsameren Kommentar zur seltsamen Natur des großen und gewöhnlichen Mysteriums als die Tatsache, dass ich in diesen erhabenen Momenten, ohne mir irgendetwas anderes bewusst zu sein, bewusst und intensiv glücklich war – glücklicher, als ich mich vielleicht jemals in meinem ganzen Leben gefühlt habe. Aber ich musste leben, und das tat ich. Und das Gehirn war trotz all seiner Schwäche so gesund, dass ich kaum ein einziges Detail meines Lebens an diesem Ort vergessen habe, kaum eine der vagen und umherschweifenden Einfälle, die den ausgehungerten Kopf beherrschten; so vage und umherschweifend, dass, hätte ich ein Viertel davon dem Arzt erzählt, dem ich (nach dem Prinzip von Mr. Salas Freunden) viel zu viele erzählte, ganz Bedlam selbst nicht für verrückter gehalten worden wäre als ich. Was ich Einfälle nenne, nennen sie „Wahnvorstellungen". Und als solche glaube ich, dass sie im Buch der Chroniken der Kommissare für Geisteskrankheiten niedergeschrieben sind. Denn wir wissen, mit welcher elterlichen Fürsorge diese schändlichen Dinge getan werden.

Mr. Dillwyn und andere haben in letzter Zeit ihr Bestes getan, um die Öffentlichkeit auf diese Angelegenheit aufmerksam zu machen, und einige aktuelle Zeitungsberichte haben ihnen dabei möglicherweise wesentlich geholfen. Aber der Innenminister hat, wie ich sehe, die Untersuchung freundlicherweise auf einen geeigneteren Zeitpunkt verschoben, der seit der Zeit Felix' nur schwer wieder zu erreichen war. Es ist wahrscheinlich einfacher, in der Außenpolitik ein großes Feuerwerk zu entfachen – und mit viel Trompetenschall Großbritannien seinen früheren Platz unter den Nationen zurückzugeben, den einige von uns nie sehen konnten, wie oder wann es verspielt hatte; und gerade die Ehrerbietung, die ihm in dieser zypriotischen Angelegenheit entgegengebracht wurde, scheint zu zeigen, dass es das nicht getan hat –, als sich mit einem innenpolitischen Problem wie diesem zu befassen, das so unweigerlich in den Zuständigkeitsbereich unseres alten Freundes, des Circumlocution Office, fällt und eine so große Vielfalt „britischer Interessen" besonderer und individueller Art betrifft. Interessen, habe ich gesagt? Das ist es in der Tat, denn es betrifft die Freiheiten und das Leben eines jeden von uns. Es ist ganz gut, uns mit unseren Chartas und Immunitäten zu brüsten und unseren nördlichen Sternen zu danken, dass wir nicht so sind wie andere Menschen. Aber der Fall von Vera Vasilovitch (wenn das ihr Name war), über den wir auf Kosten der unwissenden Russen so viel Jubel aussprachen, birgt keine größere Gefahr als diese bösen Wahnsinnsgesetze. Wenn man erst einmal in ihrer Gewalt ist, ist es tatsächlich schwer, wieder herauszukommen. Wir alle sind im besten Fall Feiglinge und wir alle fürchten uns vor dem bloßen Wort „Wahnsinn" mehr als vor allem anderen; und in dieser Angst liegt die Sicherheit des gegenwärtigen Systems gegen jeden möglichen Angriff.

Neulich stand in einer amerikanischen Zeitung die Geschichte einer Dame, die von zwei Schurken unter den Augen einer ganzen Reisegruppe entführt wurde, von denen keiner einen Finger rührte, um sie zu schützen, als die Kerle zuflüsterten, sie sei „verrückt". Diese Geschichte mag nicht wahr gewesen sein, aber sie war so einzigartig *ben trovato* , dass sie es sehr wohl gewesen sein könnte; und die bloße Möglichkeit ihrer Wahrheit spricht für die Notwendigkeit, unsere Augen offen zu halten für die Gefahren, in denen wir leben. Ich nehme an, dass die meisten von uns über Charles Reades Angriff auf private Irrenanstalten eher gelacht und sich in aller Stille mit der Überlegung getröstet haben, dass „im neunzehnten Jahrhundert" (ein

Ausdruck, der anscheinend als eine Art Talisman verwendet wird, wie der „Brite" zu Palmerstons Zeiten) solche Dinge unmöglich sind. Man muss ihre Annehmlichkeiten persönlich erlebt haben, wie ich es erlebt habe, um ernsthaft zu glauben, dass die Abenteuer eines Romans auf die Seiten eines „Artikels" übertragen werden können und genauso seltsam – und wahr – sind. Schurkenhafte Verschwörungen aus persönlichen Motiven, um das Gesetz gegen Geisteskrankheiten in Gang zu setzen, sind, daran zweifle ich nicht, ziemlich selten. Aber das Gesetz begünstigt sie. Was nicht selten ist, und daran zweifle ich noch weniger, ist die Inhaftierung an diesen furchtbaren Orten von Menschen, die vollkommen gesund sind, aber an einer vorübergehenden Störung des Gehirns leiden, dem heikelsten und kompliziertesten Teil des ganzen Mechanismus und dem am wenigsten verstandenen. Und wenn Irrenanstalten eine traurige Notwendigkeit für die wirklich Verrückten sind – und selbst das kann ich nicht bezweifeln; denn nach dem, was ich gesehen habe, glaube ich, dass sie eine viel liebevollere und direktere persönliche Betreuung benötigen, als sie bekommen können, die armen Leute –, sind sie für die Nervenkranken, die nicht verrückt sind, schrecklich. Die Verrückten schienen mir im Großen und Ganzen vielleicht ziemlich glücklich. Aber das Leiden derjenigen, die sich bewusst sind, geistig gesund, aber körperlich sehr krank zu sein, und dennoch als körperlich gesund und geistig krank behandelt werden – das Leben derselben unter den Verrückten ist unbeschreiblich. Sie müssen dort zu Hunderten in den Wahnsinn getrieben werden. Ich weiß, was es für Männer ist; was muss es für Frauen sein? Ich persönlich glaube nicht, dass ich es noch eine weitere Woche hätte ertragen können, denn Herz und Gehirn waren fast bis zum Bersten angespannt. Was mit mir passiert wäre, weiß ich nicht, denn ich hatte jegliche Sorge um alles verloren. Und der freundliche Arzt, auf dessen Rat ich „trotz des Schicksals" und trotz meiner eigenen Tat gerettet wurde, gab auch nicht vor, es zu wissen. Aber er glaubt, dass ich völlig zusammengebrochen sein muss, wahrscheinlich aufgrund einer Erweichung des Gehirns.

Während ich jetzt an meinem Schreibtisch sitze, mit der beruhigenden Pfeife und dem Krug Bier neben mir (für mich sind beides tödliche Gifte, wie mir oft versichert wurde) und mit einem tiefen und dankbaren Gefühl extremen körperlichen Wohlbefindens, fällt es mir schwer zu glauben, dass ich vor nicht allzu langer Zeit zu verschiedenen Zeiten oder gleichzeitig an Epilepsie, teilweiser Lähmung, Anfällen, Wahnvorstellungen, Selbstmord- und Mordwahn, „Stimmen" (ein sehr professioneller und gefährlicher Humbug, von dem ich gleich mehr zu sagen habe), „Visionen" (*Anglicè*, Träume) und Gott weiß was sonst noch leide. Da ich vor Schwäche völlig am Boden lag, liest sich das wie eine gefährliche Komplikation; und ich bin stolz, dass ich Maria Jolly selbst getrost zur Prüfung herausfordern kann. Es ist etwas Besonderes, all diese Krankheiten durchlebt zu haben und damit beschäftigt zu sein, das willkommene Bierglas wieder aufzufüllen, oder, wie der Moralist aus Thackeravias Erinnerung,

Lebendig und fröhlich im Jahr,
tauche meine Nase in den Gascogne-Wein.

Aber es ist nicht übertrieben zu sagen – und ich spreche hier wieder die weisen Worte meines guten Freundes und Arztes aus, nicht meine eigenen – dass in diesem Augenblick an diesen Orten viele Männer schmachten, die durchaus hätten gerettet werden können und vielleicht sogar jetzt noch gerettet werden (und ein Mob-Angriff im Bastille-Stil auf alle privaten Irrenanstalten würde meiner Meinung nach ebenso viel Gutes wie Schlechtes bewirken) – Männer, die durchaus hätten verschont und gerettet werden können, um Gutes in der Welt zu tun, die aber jetzt so hilflos liegen wie der Zauberer zu Viviens Füßen in der hohlen Eiche –

Verloren für Leben und Nutzen, Namen und Ruhm.

Seit ich das erste Kapitel dieser Abhandlung beendet habe, neigten einige der wenigen Freunde, denen ich meine Absicht anvertraute, meine Erfahrungen in der gefährlichen Form der *litera scripta niederzuschreiben* , dazu, mir meine Kühnheit vorzuwerfen. Tatsächlich schienen sie zu denken, dass an der ganzen Sache etwas sehr Falsches sei; dass ich auf subtile Weise ein Vertrauen brechen würde, das streng gewahrt werden sollte — mir selbst gegenüber, nehme ich an; und dass die Geheimnisse des Gefängnisses des Wahnsinns ebenso heilig sein sollten wie die Mysterien der alten Ceres. Ob sie mich nach der Veröffentlichung dieser Schriften auf horazische Weise bestrafen und mir verbieten werden, meine Beine unter demselben Mahagonibaum auszustrecken oder das zerbrechliche Schiff in ihrer Gesellschaft zu versuchen, kann ich nicht sagen. Aber ich kann mein Verbrechen nicht erkennen. Ich möchte gern ein Zitat von Shirley Brooks aus *Punch* zitieren , das mir immer als eines seiner komischsten vorkam: Auf zahlreiche Fragen, warum sein berühmter Artikel an einem Mittwoch erschien und bereits auf einen Samstag im Voraus datiert war, schrieb er in seinem „Punch's Table-talk" einfach: „Was zum Teufel geht das irgendjemanden an?" Und ich wiederhole, was ich in meinem ersten Kapitel sagte oder andeutete, nämlich dass, während das seltsame Erlebnis in die Vergangenheit zurücktritt und das schmerzliche Gefühl der Unsicherheit, das es zuerst hinterließ, schwindet, mir der gesegnete Geist des Humors zu Hilfe kommt und der „Humor daran" mich ebenso berührt wie Corporal Nym.

Ich freue mich, einem Freund zuzustimmen, der mir im Gespräch sagte: „Das Schlimmste an Ihnen ist, dass Sie ziemlich brutal gesund sind." Und die Absurdität einer Verbindung zwischen mir und einer Irrenanstalt trifft mich so heftig, dass ich anfange, mir die Augen zu reiben und mich zu fragen, ob das alles wirklich passiert ist. Es scheint mir um einiges weniger real als noch, als ich das letzte Kapitel beendet hatte. Ich kann also nicht denselben Standpunkt einnehmen wie meine Freunde oder feststellen, dass ich durch meine eigenen Enthüllungen meine eigenen Gefühle verletze, wie sie anscheinend denken, dass ich es tun muss. Wenn ich die Gefühle anderer verletze, ist das weder meine Schuld noch meine Angelegenheit. Leider gibt es zu viele Menschen auf der Welt, von denen man nicht annehmen kann, dass sie jemanden haben, den sie verletzen könnten. Und zu erwarten, dass ein Schreiber davon absieht, aus einem solchen Abenteuer Kapital zu schlagen, ist zu viel verlangt von der geldgierigen Menschheit. Als meine verschiedenen wütenden Annäherungsversuche an die Justiz, um mich wegen Freiheitsberaubung zu verklagen, der Überlegung gewichen waren, dass die Justiz, die mich in diese Lage gebracht hatte, mich wahrscheinlich nicht wieder auf den rechten Weg bringen würde, und mir mit Nachdruck klar wurde, dass es besser wäre, mich hinzusetzen und in Ruhe von meinen „Reisen durch das dunkle Land" zu erzählen, als für die Chance auf Wiedergutmachung zu bezahlen, ging ich die ganze Angelegenheit mit großem Vertrauen an.

Männer sind gereist, haben gekämpft, wurden belagert, haben sich unter die Armen gesperrt und viele seltsame Dinge getan, nur um Bücher über ihre Taten zu schreiben. Aber ich bin sicher, dass sich niemand aus diesem Grund als Wahnsinniger behandeln ließ; denn wenn er es getan hätte, wäre er vielleicht nie entkommen, wenn er so gesund gewesen wäre wie ich, um seine Geschichte zu erzählen. Ich weiß, dass ich eine Zeit lang den Eindruck gehabt haben könnte (ein Freund von mir, der die Anstalt einmal besuchte, sagte mir, er sei eindeutig der seine), dass der Hausarzt, dessen Aufgabe es war, uns zu heilen und vor allem zu befreien, einer der bemerkenswertesten Verrückten des Ortes war. Ich erinnere mich noch gut daran, wie dieser Arzt, als ich beim zehnten Mal Erzählen einer besonders langweiligen alten Geschichte von ihm am Billardtisch in einen Zustand der Depression und Geistesabwesenheit verfiel und ganz vergaß, zu zählen, meinen Verwandten und, ich wage zu sagen, den Kommissaren Ihrer Majestät meldete, dass ich „in einen gefährlichen Zustand der Erstarrung verfallen" sei. Das Wort war Erstarrung.

De Quincey selbst hätte mit all seiner Redegewandtheit und Wortmalerei vielleicht sogar die Träume eines Opiumessers leichter zu beschreiben gefunden als die wunderbaren Einbildungen und auflösenden Ansichten der Hypochondrie, wenn sie aus dem Reich der Einbildung in das der wirklichen Krankheit übergeht. In diesem früheren und eingebildeten Stadium kann sie durch jene Willensanstrengung, die so leicht zu predigen und so schwer zu praktizieren ist, überwunden werden oder auch nicht; im zweiten Stadium jedoch ist sie praktisch unheilbar, außer durch die Wirkung dessen, was ich wohl – in Zeiten, in denen ein höherer und edlerer Name in den „besten Kreisen" etwas Überholtes ist – die *vis medicatrix „Naturæ" nennen* muss. Die Ärzte, die wissen, was Galen wusste und nicht mehr, aber anscheinend trotzdem an sich selbst glauben, selbst wegen der Lehren Molières, sind dagegen machtlos. Ihre Herzensgüte ist im Überfluss vorhanden – und Gott sei Dank gibt es sie überall –, aber ihre Geschicklichkeit kann damit nicht Schritt halten. Einer der nettesten und meiner Meinung nach vernünftigsten von ihnen, die ich kenne, erzählte mir, dass er einmal eine Frau in seiner Obhut hatte, die an schwerer Hypochondrie litt. Sie erholte sich und erlitt einige Zeit später eine Verletzung an der Wirbelsäule, an der sie unter großen Schmerzen starb. Als sie im Sterben lag, erzählte sie ihm, dass ihre Leiden nichts im Vergleich zu den seelischen Schmerzen ihrer ersten Krankheit waren, an die sie sich erinnerte. Und ich glaube das voll und ganz; obwohl wir wissen, dass wir glücklicherweise nichts so schnell vergessen wie Schmerzen. Wenn man zu dieser unbeschreiblichen und zermürbenden Qual noch die Umgebung einer großen Irrenanstalt hinzufügt – unvorstellbar der grausamste Ort für eine solche Krankheit – mit nur nomineller ärztlicher Überwachung, wo fast alle, mit kaum einer Ausnahme, als unheilbar verrückt gelten und einfach aus dem Weg geräumt werden, um den Familien Ärger zu ersparen –, würde mir die Feder eines De Quincey bei der Beschreibung ebenso wenig helfen wie meine eigene. Ich werde daher ganz ruhig von Anfang an beginnen.

In unseren verhätschelten und unmännlichen Tagen ist es, zumindest im Londoner Leben, fast selten geworden, einen Mann zu treffen, der nicht mehr oder weniger ein Hypochonder ist, was den unglücklichen Sündenbock der modernen Zeit angeht, seine Leber. Sie wird als ein so allgegenwärtiges, elastisches und fühlendes Wesen dargestellt, dass ich persönlich anfange, an ihre Existenz überhaupt nicht mehr zu glauben und sie als eine Art „Mrs. Harris" in der menschlichen Ökonomie zu betrachten. Seit sich unter uns das verbreitet hat, was ich respektvoll Andrew-Clarkismus nennen darf, kann der Humorist am Club-Dinnertisch und bei Damen-Lunchpartys endlosen Stoff zum Nachdenken finden, wenn er die genaue Anzahl der Gläser Wein (die Qualität scheint irgendwie nie berücksichtigt zu werden) herausfindet, die jede einzelne Leber verträgt, und die relative Größe des Tellers mit kaltem Fleisch (oder „Ei, dessen Äquivalent"), der mit langsamem Kauen verzehrt werden kann. Der Wein oder das eine Glas kaltes Wasser, das zweifellos besser ist, muss genippt und nicht heruntergespült werden; und die allgemeine Wirkung ist zwar deprimierend, aber ausgezeichnet, wenn man sie durchhält. Dass sie selten länger durchgehalten wird, als die Natur es zulässt, und dass der Patient nach einer Weile unter dem Einfluss von unkontrollierbarem Durst und Hunger zum nächsten und am besten gefüllten Tisch rennt und so eine dankbare Leber zur Vernunft bringt, ist wahrscheinlich der Grund, warum dieser modifizierte Sangradismus so lange überlebt. Die Tage des Alkohols sind theoretisch gezählt, aber ich bezweifle, dass sie es praktisch jemals sein werden. In älteren und einfacheren Zeiten war er als Wein bekannt, um das Herz des Menschen zu stärken; und warum die Abstinenzärzte, die zweifelsfrei beweisen, dass Alkohol kein Nahrungsmittel ist, ihre Opfer bei ihrem Verbot immer anweisen, auf eine entsprechende Erhöhung der tierischen Nahrung zurückzugreifen, geht über meine akademische Logik hinaus. Es impliziert einen Syllogismus, der ebenso weit außerhalb des Bereichs unserer alten Freundin „Barbara Celarent" liegt wie Macaulays berühmtes Argument:

Die meisten Männer tragen Mäntel,
die meisten Männer tragen Westen, daher tragen manche Männer beides.

Aber die Logik der Medizin ist nicht die gleiche wie die Logik anderer Berufe. Ich hatte neulich an diese Dinge gedacht, als ich in die Kirche ging und die gute alte Geschichte von Kana in Galiläa hörte. Und kein ehrfürchtiger Geist wird mich der Respektlosigkeit bezichtigen, wenn ich sage, dass sich meine Gedanken wider Willen zu einem Epigramm formten:

Ein Wunder göttlicher Liebe
verwandelte alles Wasser in Wein: Bewahre mich vor den Wundern der Menschen, die es wieder zurückverwandeln wollen.

Dies ist ein Exkurs, der aber für die vorliegende Angelegenheit sehr relevant ist. Denn eine lange Entkräftung nach dem modernen Prinzip, die nicht ausreichend durch Nachgeben gegenüber den lautstarken Einladungen der Natur zum Essen, Trinken und Fröhlichsein bekämpft und andererseits durch den furchtbaren Schock eines deutschen Gewässers auf unbestimmte Zeit beschleunigt wurde, war der Auftakt zu der Krankheit, in die ich verfiel.

Es ist egal, womit es begann. Es wurde immer wieder gesagt, dass Arbeit niemandem schadet, aber dass Sorgen töten. Vielleicht waren häusliche Probleme, die mit dem Tod eines sehr nahen und lieben Verwandten unter außergewöhnlich schmerzhaften Umständen begannen, in meinem Fall die eigentliche Grundlage des Unheils, das sehr schnell durch das wächst, wovon es sich ernährt, wenn Sorgen hinzukommen. Ich hatte leider keine Notwendigkeit zu arbeiten, war immer weniger geneigt, irgendetwas zu tun, und wurde immer häufiger Opfer von Diätplänen und Medikamenten mit all ihren traurigen Begleiterscheinungen wie Verdauungsstörungen und Schlafmangel und, als häufige Folge, dem Missbrauch dieses grimmigen und unheilvollen Medikaments, Chloralhydrat. Das wohlgesinnte Innere wird sich bei der bloßen Erinnerung an seinen abscheulichen Geschmack auflehnen und zu Warnungen und Einwänden eilen. Während die Krankheit mich Tag für Tag immer mehr befiel und das ermüdende Phantom des Selbst – und zwar das Selbst in seiner verzerrtesten und krankhaftesten Form – schließlich jeden Gedanken und jede Energie absorbierte, die wohlbekannte „Differentialität" der Krankheit, wurde der Boden für die folgende Erfahrung bequem frei gemacht. Aufgewachsen in der sorglosen modernen Schule der Gleichgültigkeit gegenüber höheren Hoffnungen und Gefühlen; nie ein Ungläubiger, hoffe ich (ich erinnere mich an Dr. Johnsons Ausspruch: „Sir, wenn er ein Ungläubiger ist, ist es wie ein Hund ein Ungläubiger; er hat nie darüber nachgedacht"), sondern praktisch das Leben eines solchen geführt, fehlte mir die einzige Stütze und Ruhe, die Menschen triumphierend über schlimmere Probleme als die meinen hinwegtragen kann. Ich musste das Selbst töten, wie wir alle, die gern auf den Trittsteinen des toten Riesen zu besseren Dingen aufsteigen möchten, bevor meine Krankheit ihre Früchte tragen konnte. Ich hoffe und bete, dass dies jetzt geschehen ist.

Mir fällt auf, dass ich noch immer voreilig bin. Aber ich glaube, dass meine bisherigen Erfahrungen viele Hunderte von Menschen direkt ansprechen werden; und ich möchte sie umfassend und ehrlich warnen – und das ist mein Ziel in diesen Artikeln –, wozu Hypochondrie unter den gegenwärtigen Bedingungen unseres Gesetzes führen kann, wenn sie es so weit treiben, dass sie ihre Nächsten und Liebsten langweilen, die zu Recht ein amüsiertes und angenehmes Leben führen möchten.

Lassen Sie mich kurz über diese furchtbaren deutschen Gewässer hinweggehen. Ich kam eines Sommers ganz allein und halb erschöpft in Karlsbad an; und dieser heilsame Ort erschöpfte die andere Hälfte mit großzügiger Geschwindigkeit. Jeden Morgen in den frühen Morgenstunden, wenn ich im Bett hätte zunehmen sollen, trank ich an irgendeiner Quelle einen Bruchteil meiner wenigen verbliebenen Pfund davon, in Gesellschaft einer langen Schar von Mitidioten. Die Wasser von Karlsbad wirken so sauber, wie es Shylock getan hätte; nur dass sie einen Stein erfordern, wo der Jude mit einem Pfund zufrieden war. Antonio war übrigens ein Erzhypochondriker; ich frage mich, ob Shakespeare, der nachweislich überall war und alles getan hat, in Karlsbad gewesen war und eine Allegorie versteckte? Ich besuchte dort mindestens drei Ärzte; denn mein erster wurde krank, und mein zweiter konnte sich nie erinnern, welche Quelle er mir verordnet hatte, da er überzeugt war, dass nur eine „meinen Fall" behandeln könne, und sie deshalb jedes Mal änderte.

O Karlsbader Wässer,
Wäret ihr nicht besser. Als eure Doctoren, Wir wären verloren!

So lautete ein gequälter Distichon, den ich irgendwo auf einem Stein geschrieben fand. Aber Ärzte und Wasser sind, glaube ich, ziemlich gleich. Jedes Jahr wird Charles's Bath seine Hekatombe beanspruchen; ich weiß nicht, warum. Harrogate ist ebenso scheußlich und ebenso gefährlich. Meiner Meinung nach sind diese Wasser von allen Giften, die aus den Eingeweiden der manchmal schädlichen Erde destilliert werden, die schlimmsten. Stärke und Schwäche sind umwandelbare Begriffe für Gesundheit und Krankheit; und was schwächt, indem es reduziert, macht nicht stark. Und an dieser Stelle meiner Predigt seid noch einmal gewarnt, ihr Hypochonder, und nehmt euch in Acht.

Ich kam schwer krank aus Karlsbad zurück und mein Zustand verschlechterte sich sehr schnell. Die angebliche Reaktion, die so raffiniert als Folge dieser ekligen Getränke behauptet wird – um die natürliche Tatsache zu erklären, dass es allen Trinkern außer den Herkulesmenschen eine Zeit lang danach immer schlechter geht und sie sich wieder bessern, wenn die Wirkungen vorüber sind – zeigte sich bei mir einige Jahre lang nicht. Schließlich tat sie es zweifellos; und ich werde vielleicht noch eine

Votivtafel nach Karlsbad schicken. Ich wurde, wie ich sagte, langweilig. Ich wurde von Arzt zu Arzt weitergereicht, und, wie einer von ihnen offen sagte, jeder gab mir einen weiteren Tritt die Leiter hinunter. Nur auf einer der Stufen möchte ich einen Moment verweilen und dem einen unter ihnen danken, dem wahren Freund und guten Mann, dessen Blick dies zufällig trifft, dem ich so viel verdanke, wie ein Mensch einem anderen in dieser Welt verdanken kann. Nur er und ich in dieser Welt wissen, was ich meine.

Schließlich erreichte ich tatsächlich die unterste Sprosse der medizinischen Leiter; denn was der Weinhandel für den Mann ist, der im Allgemeinen versagt hat, so ist es, nehme ich an, der Wahnsinnshandel (natürlich mit deutlichen und feinen Ausnahmen) für den Arzt, der für kein anderes „Spezialgebiet“ taugt und weiß, dass er es nicht ist. Sein Gebiet ist das Unbekannte; das Gesetz arbeitet für ihn; er ist für eine bestimmte Anzahl Unglücklicher verantwortlich, die andere – nicht er – für „verrückt“ erklärt haben; er argumentiert, wenn er überhaupt argumentiert, rückwärts. Er muss seinen Patienten nicht sagen: „Ihre Worte und Gedanken sind inkonsekutiv, Ihr Blick schweift ab usw.; deshalb sind Sie verrückt“, sondern: „Sie sind verrückt; deshalb sind Ihre Worte und Gedanken inkonsekutiv und Ihr Blick schweift ab.“ Dieses Argument wurde bei mir in dieser Form durchaus verwendet; und ich überlasse es der Ehrlichkeit, zu beurteilen, welche Wirkung es hatte.

Aber ich konnte es mir nicht leisten, wütend zu sein, denn das wäre nur noch „Aufregung“ und noch wütender gewesen. Die Lage, in die Sie einige von uns – einige von Ihnen – mit dem leichten Herzen von M. Emile Ollivier gebracht haben, ist in der Tat eine grausame und schreckliche für den Mann, der sich seiner Vernunft bewusst ist, aber unter dem Bann steht, meine Damen und Herren. Und da ich glaube, dass ich einer der ganz wenigen bin, die jemals eine solche Tortur mit all ihrem Verstand durchgestanden haben, kann es mich keinen Moment lang wundern, dass andere sich damit zufrieden gegeben haben, dieses unerträglichste Unrecht ruhig hinzunehmen und den Mund zu halten, damit sie nicht wieder „Aufregung“ erfahren. Aber ich werde das nicht tun, das ist alles. Von ganzem Herzen glaube ich an die großartige alte Sophokles-Zeile, die Mortimer Collins einst tröstete:

O ὐ δεν ποθ' ἑ ϱπει ψευδος ε ἰ ς γηϱας χϱονον.

Für diejenigen, die kein Griechisch können: „Keine Lüge kriecht jemals ins Alter.“ Und selbst in dieser feigen Welt glaube ich, dass die Wahrheit die Oberhand behält, wenn sie als einzige furchtlose Waffe zum Angriff oder zur Verteidigung eingesetzt wird.

Aber ich bin immer „aufgeregter“ geworden, liebe Leser, und ich bitte um Verzeihung. Einige meiner Freunde haben natürlich Angst vor Aufregung meinerseits. Manchmal ist es nicht leicht, sie zu vermeiden. Nach diesem

Sturm, der über mein Leben hinweggefegt ist, gibt es eine große, starke Strömung gerechten Zorns, die bis zum Ende tief darunter weiterlaufen wird, aber nicht tiefer, als ich meine, dass sie still sein wird. Aus der Brennnesselgefahr habe ich die Rose der Sicherheit gepflückt.

Es war bitterkalter Winter, als ich, als Anfang vom Ende, in die Obhut eines gutmütigen jungen Dorfarztes gegeben wurde, der, wie ich glaube (und dem ich wenig Vorwurf machen kann), ungefähr so viel über die Bauten des Gehirns wusste wie über kambodschanische Architektur. Er war ein freundlicher Kerl und tat, was er konnte; aber er wohnte in einem winzigen Weiler am Rande einer der trostlosesten Gegenden unseres Waldlandes, und ich denke mit Kummer daran, wie unglaublich sehr ich ihn gelangweilt haben muss. Es tröstet mich, wenn ich daran denke, dass ich ihm bei seinen Studien von großem Nutzen gewesen sein muss, da er sich an mir als „Lehrling" in „nervösen" Fällen versuchte, für die er sich berufen fühlte; und es wundert mich, dass er sich nicht angesteckt hat.

Goethe sagte einmal, der größte Segen für die körperliche Gesundheit sei ein großer Kopf, der mit genügend Blut versorgt wird, und die größte körperliche Belastung sei derselbe Kopf ohne Blut, dessen Platz durch allerlei Einbildungen eingenommen werden muss, die natürlich die krankhafteste Form annehmen. In meinem Fall wandten sie sich, wie in Tausenden von Fällen, religiösen Hypochondrien zu. Es gibt nichts, das sich auf Grundlage einer mir bekannten Darwin- oder Contismus-Hypothese schwieriger erklären lässt als „Phänomene" dieser Art. Sie existieren und müssen irgendwo behandelt werden. Die seltsame Geschichte von John Bunyan wird seit seiner Zeit ständig wiederholt. Damals versuchten sie es. Ich war völlig davon überzeugt, dass ich der böseste Mensch war, der je gelebt hat, und selbst in meiner Krankheit triumphierte ich nach Art von Topsy über diese Tatsache.

Wenn ich von meinem gegenwärtigen Standpunkt aus zurückblicke und mir bewusst bin, dass ich nie jemandem bewusst geschadet habe, kann ich mir nicht vorstellen, warum ich zu einer so verzweifelten Schlussfolgerung gelangt bin. Ich muss diesen armen jungen Arzt auf die Probe gestellt haben, denn ich sprach nie über etwas anderes als meine Sünden und meine Leiden, obwohl ich von Natur aus mit einem lebhaften Interesse an allen möglichen Dingen gesegnet bin – fast schon *quicquid agunt homines* . Wegen meiner Sünden, die er als außerhalb seines Zuständigkeitsbereichs liegend empfand, schickte er den Pfarrer des Dorfes, der nach fünfminütigem Gespräch floh; und, wie ich später erfahren habe, schrieb er mit einem gesunden Menschenverstand, für den ich ihm immer im Geiste danken werde, an einige meiner Verwandten, um ihnen zu sagen, sie sollten mich sofort „nach Hause" schicken – was für ein gutes, gesegnetes altes Wort das ist! – und mich so schnell wie möglich von den Ärzten befreien. Sie zogen eine „Anstalt" vor.

Was meine Beschwerden angeht, so hatte ich sie aus meinem inneren Bewusstsein heraus entwickelt, nach einer vielfältigen und vielsprachigen Erfahrung mit vielen Ärzten, unter denen ich vieles erlitten hatte, gewisse erstaunliche Theorien über Säuren und Basen und organische und funktionelle Störungen, die nicht die geringste Grundlage in der Realität hatten, aber, soweit ich sehen kann, genauso gut begründet waren wie die der Fakultät. Ich erinnere mich an einen der Diafoiruses, der für seine Leistungen zum Baronet ernannt worden war, der es völlig abgelehnt hatte, über mich irgendetwas anderes zu sagen als den einfachen Satz: „O Herr, nimm ihn weg – Rindersteaks und Lebertran!" Hätte er stattdessen „Burgunder" gesagt, hätte ich ihn jetzt voll und ganz statt nur teilweise verehrt. Denn ich war tatsächlich am Verhungern, und das war alles.

Aber ich will nicht zu sehr lachen, denn was folgte, war nicht zum Lachen. Ich wurde bei meinem Waldarzt von einem Diener „betreut", der ich nicht weiß, wo er herkam und der es für seine Pflicht hielt, mich aufzumuntern, indem er mir Cribbage mit schmutzigen Karten vorschlug und mich Tag und Nacht in meinem Zimmer beobachtete, bis mich seine ständige Anwesenheit fast in den Wahnsinn trieb. Drei der führenden „Irrenärzte" Londons, zu denen ich zur „Konsultation" gebracht wurde, hatten mich für völlig gesund erklärt, wenn auch erschöpft und hilflos hypochondrisch, und ich sei auf dem besten Weg der Besserung. Das sagte auch mein junger Arzt. Und als eines Abends, nach einer törichten Zurschaustellung trostlosen Elends (und es *war* Elend), dessen moralische Verantwortung, wenn überhaupt, ich jetzt ganz gern an andere Türen als die meine lege, ein Verwandter eintraf und, ohne irgendeinen Bezug auf die Fachleute, von denen ich gesprochen habe, meine sofortige Verlegung an „einen anderen Ort" anordnete, sagte mir derselbe junge Arzt-Gastgeber, dass er einen solchen Schritt niemals gebilligt hätte; Der Verwandte aber blieb nur fünf Minuten, verließ den Orden und reiste in die Fremde ab.

Ich wurde daher, halb sterbend, in einem Zustand halber Bewusstlosigkeit, ich kann mich kaum erinnern wie, in das mit Zinnen versehene Herrenhaus „verlegt", das in meinem ersten Kapitel erwähnt wurde. Das Unrecht hätte natürlich unmöglich sein sollen, aber es ist möglich, und es ist Gesetz. Meine Freiheit und meine Existenz als Individuum waren hinter meinem Rücken aufgegeben worden. In meiner geschwächten Wahrnehmung dachte ich zuerst, das Herrenhaus sei ein Hotel. Am ersten Abend allein in einem großen Raum gelassen, war ich verblüfft, als ein wild aussehender Mann hereinkam, der mit seiner Hand Figuren in der Luft beschrieb, begleitet von Kauderwelsch, am anderen Ende eines langen Tisches mit seinen Fingern einen Pudding aß und sich zurückzog. Ich erinnere mich, dass meine Nerven bis zum Äußersten erschüttert waren, und ich war allein mit ihm! Es war kein Hotel. Es war eine Irrenanstalt.

III.

Über die nächsten paar Tage kann ich nicht viel sagen, denn mein Kopf war damals so geschwächt, dass ich fast jedes Zeitgefühl verloren hatte. Es war eine sehr gnädige Schwäche, denn ohne sie hätte ein empfindliches Gehirn meiner Meinung nach eine Abfolge von Schocks, wie ich sie am Ende meines letzten Kapitels beschrieben habe, nicht ertragen können. Es gab eine sehr große Anzahl von Geisteskranken an diesem Ort, der offenkundig als Irrenanstalt hauptsächlich für „Unheilbare" angesehen wurde, woraus ich schließe, dass man es in meinem Fall für angebracht hielt, die Dinge gleich extrem zu betrachten. Ich selbst konnte mir so wenig vorstellen, dass man bei mir zu einem solchen Schritt hätte greifen können, dass, so seltsam es auch erscheinen mag, einige Monate vergingen, bevor ich wusste, dass ich Insasse einer Irrenanstalt war. In dem benommenen Trancezustand, in dem ich mich von Stunde zu Stunde aufhielt, dachte ich, ich sei in einer Art Anstalt für Nervenkranke, aus der ich zu gegebener Zeit entfernt werden würde; obwohl ich mich bei den vagen und verträumten Spekulationen, die meine Tage beschäftigten, innerlich zu fragen pflegte, welche wohl positive Wirkung meine gebrochenen Nerven wohl haben könnten, wenn ich ständig mit einer Vielzahl von Leuten zusammen war, die in so ausgeprägtem Maße „nervös" waren. Ihre Leiden bereiteten mir manchmal große innere Verwirrung. Einer von ihnen rannte wie wild durch die Gänge des Hauses – gewöhnlich mit einem Stapel alter Ausgaben der „Times" unter dem Arm, in allen möglichen wunderbaren Kostümen, die er sehr gern wechselte, wobei er am liebsten einen Inverness-Umhang und eine Samtmütze trug – und brüllte mit misstönender Stimme Liedfetzen. Ein anderer wollte mir immer die Hand schütteln und auf gut Glück medizinische Rezepte aufsagen; beim Abendessen, wenn sich einige von uns an einen langen Tisch setzten, um als gesundes Vorspiel zum ruhigen Schlaf unglaubliche Rindfleischsandwiches zu verzehren, bekreuzigte er sich zum Abschluss und aß die Petersilie. Tabak aß er auch ziemlich gern, der arme Kerl. Er ist jetzt tot, Gott sei Dank; denn selbst in seinen Launen und während meiner Krankheit hat er mir mit besonderer Kraft die Vorstellung vermittelt, dass er ein außergewöhnlicher „Gentleman" war, und zwar ein guter. Ein paar Tage vor seinem Ende – er starb an der Brightschen Krankheit, lieber Leser, und er wollte, glaube ich, mehr als eine Anstaltsbehandlung –, erinnere ich mich, wie er seine Abneigung dagegen äußerte, sich ohne angemessene Kleidung zum Abendessen in der Gesellschaft einer Dame hinzusetzen. Eine der „Matronen" war damals für uns zuständig; eine gutherzige, klar denkende Frau, der ich meine erste Freilassung verdanken sollte (ich war *zweimal* zu meinem Schicksal verurteilt). Von ihr erfuhr ich genau, wo ich war und in welches Netz ich mich verstrickt hatte; und nachdem sie ein- oder zweimal fünf Minuten lang mit mir gesprochen hatte, sagte sie: „Das ist eine grausame und beschämende Sache. Sie haben hier nichts zu suchen. Ihre Freunde sollten Sie sofort entfernen."

Aber ich greife ein wenig vor. Ich traf diese Dame, zu meinem Glück, in einem „Pflegeheim" am Meer, in das einige Patienten aus der „Anstalt", wie die Anstalt euphemistisch genannt wurde (wir waren insgesamt sehr kultiviert und pickwickisch, und unsere Wärter waren unsere „Bediensteten"), regelmäßig zur Luftveränderung geschickt wurden. Um auch nur diese kleine Erleichterung zu erlangen, wird ein Befehl der Richter, die Recht sprechen und die Wahrheit wahren – und in diesem Fall Verwandte oder nahe Nachbarn des Leiters der Anstalt waren – als notwendig erachtet. Uns blieb kein Schlupfloch zur Flucht, das das Gesetz hätte schließen können. Fünf furchtbare Monate lang lebte ich im Hauptquartier der Anstalt, wobei die gesamte *Moral* von Herz und Verstand von Tag zu Tag stärker beansprucht und erschüttert wurde. Ich habe das Verhalten zweier meiner Gefährten beschrieben. Ein anderer, mit ungewöhnlich viel Haar, hüpfte im Haus umher und verlangte auffallend nach Tabak oder sang sich ein Lieblingsliedchen vor, das so ging: „Hey-diddle-diddle, ich will noch Bier." Doch konnte er manchmal auch ganz gesprächig sein, wenn man mit ihm sprach; und unter der Obhut derselben Oberin besserte sich sein Zustand merklich, während er sich, als ich ihn später wiedersah – wie soll ich zu gegebener Zeit erzählen – merklich verschlechtert hatte. Er war verrückt, ohne Zweifel, völlig verrückt, aber sehr sanft; und ich frage alle guten und vernünftigen Leute, aus jedem guten und vernünftigen Grundsatz, wie eine Krankheit wie die seine durch ständigen Kontakt mit anderen Geisteskrankheiten aller Art und Art gelindert werden kann? Mich selbst – ich sage es noch einmal – rettete meine körperliche Schwäche mit der daraus folgenden Unfähigkeit des Gehirns, unmittelbare Eindrücke stark aufzunehmen. Aber die Eindrücke waren da, tief und anhaltend; und sie kommen später im Licht der Gesundheit und Freiheit zum Vorschein, wenn das Foto unter der Einwirkung der Chemikalien Form und Stärke annimmt. Jetzt, glücklich und frei, scheinen mich die Schrecken, die damals wie Träume waren, beim Schreiben zu erschüttern; und so ausgeglichen mein Gehirn auch ist, ich bezweifle, dass die Gefährten, die mir in der Krankheit nur vage Angst machten, mich in der Gesundheit nicht zusammenbrechen würden. Irgendwo liegt eine sehr furchtbare Verantwortung für das, was mir angetan wurde.

Die Patienten dort waren von anderer und vieler Art. Da war ein schwarzer Herr aus Indien, der nie sprach, der mich aber immer wieder wütend anstarrte und ein oder zwei Schritte auf mich zuging, als ob er einen Ansturm plante. Dann leckte er sich mit einer sehr roten Zunge die Lippen, setzte sich mir gegenüber, zog ruhig Stiefel und Strumpf aus und pflegte seinen Fuß. Ich glaube, er übte auf mich die größte Faszination von allen aus, und ich erinnere mich, dass ich manchmal den Eindruck hatte, er sei ein verkleidetes wildes Tier. Ein armes Geschöpf dort war, von dem ich vage, aber fest glaubte, es sei ein Affe; wahrlich, denn ich möchte mit diesen Aufsätzen weder etwas aus Bosheit abschwächen noch etwas niederschreiben. Er war in Wahrheit, wie man mir versichert hat, ein Herr mit großem Privatvermögen; aber noch nie habe ich die Menschheit so furchtbar erniedrigt gesehen. Er war sehr affenähnlich, klein und muskulös. Seine Hauptbeschäftigung bestand darin, über alten Ausgaben der „Illustrated London News" zu sitzen, die wöchentlich an seine Adresse geschickt und für ihn abgeholt wurden; seine Finger zu lecken und die Seiten schnell umzublättern, während er mit einer völlig unmenschlichen Stimme, ohne zwei aufeinanderfolgende Silben oder einen einzigen Strahl Vernunft, ein schreckliches Kauderwelsch vor sich hin säuselte; kleine Stücke oder ganze Seiten aus dem Band herauszureißen und sie mit einem triumphierenden Geschrei wegzuwerfen, das mir das Blut in den Adern gefrieren ließ und die Natur meiner Träume verbesserte, die von zwei oder drei Wärtern bewacht wurden, die am nächsten Morgen meldeten, dass ich „einen schlimmen Anfall" gehabt hätte, wenn ich nachts unter dem Einfluss dieses lebenden Albtraums völlig nervös erwachte. Dieser unglückliche junge Mann war unter dem Namen „Jemmy" bekannt und ein ständiger Scherz für die Wärter, die sich daran erfreuten, seine grausigen Idiotie auf jede erdenkliche Weise auszunutzen. Denn er war weit weniger als ein Wahnsinniger; er war ein rasender Idiot. Manchmal sprang er von seinem Sitz auf, stieg auf einen Stuhl und spielte zur Begleitung seiner eigenen Stimme scheußliche Symphonien auf die Fensterscheibe; ein- oder zweimal, das kann ich zum Glück sagen, hatte die Natur ihren Lauf genommen und er schlug einem Wärter heftig zwischen die Augen. Als er diese Maßnahme einmal in meiner Gegenwart gegenüber dem Diener anwandte, von dem ich beschrieben habe, dass er mit mir im Wald war, und der mich in die Anstalt brachte und dort als Wärter Dienst tat – zweifellos aus persönlicher Zuneigung zu mir –, war ich, das muss ich gestehen, innerlich sehr befriedigt.

Das war sicherlich der schlimmste meiner Gefährten, aber es gab auch andere, die kaum weniger unheimlich waren. Da war ein armer alter Mann, hoffnungslos und harmlos, der ständig von Zimmer zu Zimmer oder in dem langen Speisesaal auf und ab ging, wo es üblich war, einige von uns zusammenzutreiben, und dabei vor sich hin murmelte, was ich für originell hielt, mit den Fingern schnippte und schreckliche Gesichter machte. Sein Lieblingsstress war dieser – der sich trotz allem, was ich tun kann, um ihn zu vertreiben, fest in mein Gedächtnis eingebrannt hat:

Gibbs ist eine Schönheit, und Gibbs ist eine Laus;
Gibbs ist ein Schwein und der Stolz des Hauses.

Die zweite Strophe des Liedes lautet:

Gibbs ist eine Schönheit, und Gibbs ist ein Bär;
Gibbs trägt keine Kappe auf ihrem Haar.

Darauf folgte ein entzücktes Lachen über „Die Gibbs-Witwe, die Gibbs-Witwe!" und er fügte in einem Tonfall betonten Bedauerns hinzu: „Eine Frau ohne Mütze – das ist unanständig!" „Miss Lloyd war eine feine Frau, eine sehr feine Frau", war ein weiterer seiner Lieblingsgedanken, während er unaufhörlich auf und ab stapfte. Er hatte einen jüngeren Freund im Haus – er musste selbst weit über sechzig sein – gegen den ich eine starke Abneigung entwickelte; ein armer Kerl, der sich dort ziemlich frei bewegen konnte und sich mit eingebildeten Würden ausgab; er fungierte als Postbote und brachte uns morgens die Zeitungen aufs Zimmer; er beaufsichtigte die Arbeit der Gärtner mit einem Anflug persönlicher Verantwortung, stank immer nach sehr schlechtem Tabak und drückte einem dementsprechend seine Geheimnisse unter die Nase. Unter anderem durfte er im Sommer bei unseren täglichen Cricket-Spielen die Punkte zählen; und ich erinnere mich noch gut daran, wie ich, schwach an Kopf und Körper und ohne Bettruhe, aber mit einiger Geschicklichkeit beim Spiel, an diesem üblen Ort zum ersten Mal mitmachte. Ich war verwirrt und wütend über die erstaunlichen Rechenergebnisse meiner Innings – ich konnte kaum stehen und die „Bediensteten" warfen mir eine schnelle runde Hand auf die Beine – und vermochte den Humor der Sache überhaupt nicht zu verstehen. Ich gestehe, dass ich im Rückblick diese besondere Form des Humors nicht mehr zu schätzen weiß. Der Postbote und Marker ist auch tot – Gott sei Dank für ihn, und möge der Friede mit ihm sein, der ihn hier verwehrt hat! Er und der arme alte Mann, von dem ich sprach, waren, wie ich sagte, geschworene Freunde; und ihre Freundschaft zeigte sich in einer Reihe von herzhaften Ohrfeigen und Tritten, die der jüngere Spieler fröhlich austeilte, wobei sich die beiden anscheinend für Schuljungen hielten, und die Wärter klatschten laut und mitfühlend Beifall. Der Ältere war ein Universitätsstudent und Gelehrter gewesen und war in seinen besseren Momenten immer noch voller merkwürdiger Gesprächsfetzen und Kenntnisse und, besonders in seinem Shakespeare, ziemlich belesen. Und dann pflegten Freunde und Kommissare und das Gesetz seinen Lebensabend auf diese Weise. Es gibt mehr Dinge auf der Erde, ihr Leute von England, die zu Hause in Frieden leben, als eure Philosophie sich erträumt. Je weniger in diesem Zusammenhang über den anderen Ort gesagt wird, der in diesem berühmten Zitat erwähnt wird, desto besser, denke ich. Aber nichts bringt die Überzeugung von seiner Realität denjenigen, die gelitten haben, so stark nahe wie die absolute Notwendigkeit einer anderen Welt; eines unfehlbaren Berufungsgerichts, vor dem die Ungerechtigkeiten der „unteren Gerichte" deutlich und seltsam korrigiert werden.

Der Puddingesser meines ersten Abends, den ich am Ende meines ersten Kapitels vorstellte, erwies sich als eine der angenehmen Eigenschaften des Ortes. Ich stelle fest, dass ich das Adjektiv ernst gemeint habe; lassen wir es dabei. Er war ein großer, kräftiger Landsmann aus dem Norden, ohne eine Spur von Sinn oder Zusammenhang in seinen Ideen, der sich immer mit imaginärer Architektur beschäftigte und an den Ecken von Passagen oder mitten auf einem Feld oder sonst wo die attraktivsten Standorte für kunstvolle Gebäude entdeckte, deren Höhe und Proportionen er dann angab. Er lachte immer auf die herzlichste und ansteckendste Weise; hatte ein scheinbar einwandfreies Gewissen und eine einwandfreie Verdauung und könnte von einem Beobachter als jemand beschrieben werden, der das Leben unter Bedingungen, die, wie ich zu denken wage, Mark Tapley verbittert hätten, ohne Vorbehalte genoss. Jeder mochte ihn und war nett zu ihm, so wie er zu jedem war; und es ist ein seltsamer Gedanke, was eine so einfache Seele so hart heimsuchen konnte. Ist es in solchen Fällen hart? Wer kann das sagen? Als ich in meinem ersten Kapitel schrieb, dass die Wahnsinnigen recht glücklich zu sein schienen, dachte ich wohl an diesen Mann; denn wenn ich zurückblicke, erscheinen mir die Gesichter der meisten von ihnen wie eine Gemäldegalerie voller unterschiedlicher Ausdrücke menschlichen Kummers und Kummers, der sich nicht ausdrücken kann. Ich sprach einmal mit einem Anwalt, der „einer von uns" war, der viel mit sich selbst im Halbton sprach und manchmal eine Frage einsilbig beantwortete, und fragte ihn, ob er schon lange im Gefängnis gesessen habe. „Vierzig Jahre", sagte er und wandte sich ab. Vierzig Jahre! Die Antwort überkam mich mit einem Schock, den man nicht in Worte fassen kann. Ich fühlte mich an diesem Tag ungewöhnlich gut, sonst hätte ich nicht den Mut aufgebracht, mit ihm zu sprechen. Ich arbeitete gerade an meinem zweiten Urteil und wusste, woran ich war. Und ich glaubte in meinem Herzen nicht – denn ich kannte zu diesem Zeitpunkt einiges über die Wege des Gesetzes –, dass irdische Macht mich befreien könnte. Und das tat sie auch nicht, glaube ich. Ich glaubte, dass ich noch vierzig Jahre Leben in mir hatte. Sollte ich sie auch dort verbringen und so? Wie viel und wie ernsthaft, wenn auch halb unbewusst, ich aus tiefstem Herzen um den Tod betete, mit jenem unbewussten Schrei des Geschöpfes zum Schöpfer, der uns in solchen Notlagen zum Trotz auffliegt, weiß ich nicht. Neulich las ich von einem armen Kerl in einer öffentlichen Anstalt (die meiner Meinung nach besser ist als die „private", denn die Ärzte sind eher durch Angst gehemmt), der unter den Händen des Wärters laut um den Tod betete. Wie viele gequälte Seelen so gebetet haben, steht anderswo, nicht hier. Von mir entfernte sich der Tod, der so nahe gewesen war, und ich schien vergeblich danach zu greifen, um ihn wieder zurückzulocken. Eines Tages, als ich schwach und elend auf den Landstraßen herumgeführt wurde, an den Fersen eines Wärters, um den Morgenspaziergang zu machen, und mich rechts und links von mir nach einer Erlösung umsah, die nicht aus dem

Osten oder Westen kam, und mich von den Passanten müßig und neugierig
mustern ließ, während ich ruhig auf jedes vernünftige Gesicht blickte, das
nicht das eines Wärters war – die verrückten Gesichter gefielen mir viel
besser als ihre –, warf ich mich mitten auf der Straße auf die Knie und betete
ein einziges stilles, von Herzen kommendes Gebet – worum? Um
Vernichtung; denn jede Form möglicher Existenz schien mir damals ein
Fluch zu sein. Verrückt, nicht wahr? Ich muss auch nicht sagen, wie verrückt
ich damals war, wenn man es aufschreibt. Doch innerhalb weniger Wochen
nach dieser Zeit wurde mein Gebet erhört, fast gegen meinen Willen, wie ich
bereits sagte, und zwar mit Leben und Freiheit. Ich frage mich, ob es unter
unseren Machthabern irgendjemanden gibt, den diese Worte in der
selbstgefälligen Selbstsucht der Menschheit erschüttern und der sich nicht
länger damit zufrieden geben würde, an denen vorbeizugehen, die derart
unter die Räuber gefallen sind?

Der Anwalt war nicht der Patriarch des Ortes, denn es gab einige alte
Männer, die ihr ganzes Leben dort verbracht hatten. Ein alter Herr, bekannt
als „Daddy", und ein beliebter Zielort einiger der jüngeren Wärter – vielleicht
gutmütig genug, aber ich hatte oft das Gefühl, ich würde sie am liebsten
umhauen – war, glaube ich, im letzten Jahrhundert dort und ist sich nicht
ganz sicher, was George auf dem Thron ist. Man erzählte mir, dass er viele
Jahre lang überhaupt kein Wort sprach, bis er eines Tages – er hatte in seinem
Leben noch nie geraucht – irgendwie dazu überredet wurde, eine Pfeife zu
rauchen. Von da an wurde Tabak zu seinem Trost und Vergnügen; dafür
fragte er jeden und nur dafür. Seine kleine „Schraube" wurde zu einer
Institution. Die stummen Mitglieder unserer Vereinigung waren sehr
zahlreich; ob sie immer schwiegen oder ob die Gewohnheit sich ihnen
allmählich in dieser furchtbaren Parodie der Kameradschaft einschlich, wird
hier nicht bekannt sein. Ich habe gesagt, dass ich in den ersten Tagen meiner
ersten Gefangenschaft – um den Faden meiner persönlichen Geschichte
wieder aufzunehmen – zu krank und schwach war, um irgendetwas zu
bemerken oder mich um etwas zu kümmern. Ich glaube, ich muss ein paar
Tage im Bett gelegen und allein gestorben sein; aber daran kann ich mich
nicht erinnern. Nachdem diese unmittelbare Gefahr vorüber war, muss ich
eine Zeit lang einer der Stummen gewesen sein; denn ich erinnere mich gut
an den Ausdruck des Erstaunens, der sich auf den Gesichtern einiger der
diensthabenden Wärter zeigte, als mir eines Tages ein Brief in den
Gemeinschaftsraum gebracht wurde, der sich irgendwie den Weg gebahnt
hatte, und ich auf meinen Namen antwortete. Die Korrespondenz der
Gefangenen ist schwierig. Alle Briefe, geschrieben oder empfangen, gehen
durch die Hände des Arztes, ob geöffnet oder nicht, weiß ich nicht; und
diejenigen, die sie schreiben, gehen durch ihn, nicht an diejenigen, an die sie
gerichtet sind, sondern an die Personen, die für ihre Gefangenschaft
verantwortlich sind. Hier liegt ein weiterer Königsweg zur Entdeckung der

Wahrheit. Ein Mitgefangener, der im Gefängnis mein Freund wurde (das ist das kürzeste und wahrste Wort), der genauso gesund war wie ich, aber zu seinem Glück gesundheitlich stärker, überwand diese Schwierigkeit, indem er Briefe in alle Richtungen schrieb, von denen er Hilfe erwartete, und sie auf seinen Spaziergängen und Fahrten ins Ausland mit verschiedenen Mitteln in den Dörfern aufgab. Er gewann seine Freiheit, und das Erste, was er davon machte, war, sich anzustrengen, um mich für mich zu gewinnen. Liest sich das wie „England im neunzehnten Jahrhundert", frage ich mich? Oder müssen wir zu den Alfred Hardys und Mrs. Archbolds von Charles Reade gehen, um uns wieder zu sagen, dass Fiktion nicht so seltsam ist wie Wahrheit? Er stellte es sich vor, ich beschreibe es. Was ist stärker?

Als ich diese Mitteilung aus der Außenwelt zum ersten Mal brach - es war ein Clubfreund, wie ich mich erinnere, der mir von alten literarischen und dramatischen Freunden erzählte, die für mich in eine andere Sphäre übergegangen zu sein schienen -, beobachtete ich dummerweise meine Umgebung aus den Tiefen eines alten Sessels. Die „Gibbs-Witwe" schlurfte und sang im Zimmer auf und ab; der Patriarch paffte an seiner Schraube; der Affenmensch heulte und gestikulierte und zerriss die „Illustrated"; der Postbote stammelte mit rauer, schriller Stimme Unanständigkeiten, die mich verfolgen; der gute Kerl, der jetzt sicher im Hafen ist, murmelte eine Reihe von Rezepten für Kalium, Bromide und Jodide und andere ähnlich schreckliche Mittel (er war zu seiner Zeit ein bedeutender Mann gewesen, hörte ich, und war plötzlich zusammengebrochen - wie ich die Wärter für ihre Bevormundung hasste!); der Anwalt machte sich Notizen in einem roten Notizbuch oder stahl heimlich Lebkuchen von einem Teller, die er sehr mochte; und der ganze Hexensabbat war in vollem Gange. Die Wärter, die abkommandiert worden waren, um auf uns aufzupassen, führten mehr zusammenhängende, aber nicht erbaulichere Gespräche über Pferde und Wetten und Rennen, die ihre Fähigkeiten anscheinend genauso in Anspruch nehmen wie die vieler höherer Geister, und wechselten sie mit lokalem Klatsch und Schimpfwörtern und viel grobem Raufereien auf unsere verrückten Kosten ab. Ich frage mich manchmal, welche Wirkung es auf sie gehabt hätte, wenn ihnen klar geworden wäre, dass unter ihren unbewussten Schützlingen ein „Kind unter ihnen war, das sich Notizen machte", ganz unfreiwillig, aber in Wahrheit zumindest fotografisch.

Ich glaube, ich hätte in diesem Gemeinschaftsraum keinen Platz gehabt, außer wenn ich es gewollt hätte; denn ich war ein „erstklassiger Patient" und hatte ein eigenes Privatzimmer. Diejenigen, die das nicht getan hatten, hatten keine andere Wahl, als sich durch die erzwungene Gesellschaft, die ich beschrieben habe, von Jahr zu Jahr zu verschlechtern. Aber ich war zu krank, um einen eigenen Wunsch oder eine eigene Macht zu haben. Ich war die ganze Zeit mit dem Diener beschäftigt, den ich mehr als einmal erwähnt habe, der mein Herr war, und das kannte und sich darüber freute. Er war seiner Pflicht, mir in meinem Zimmer „Gesellschaft" zu leisten (Gott schütze ihn!), bald überdrüssig und zog es vor, mich in das größere Zimmer zu verlegen, wo er mit seinen Kameraden verkehren konnte und ich mit meinen. Als es mir am schlechtesten ging, besuchte mich der Chefarzt einmal am Tag. Und ich erinnere mich gut an die Drohungen, mit denen mein „Begleiter" mich, krank und gebrochen wie ich war, davon abhielt, mich über das Leben zu beklagen, das ich führen musste. Wenn er meine Krankheit und Ohnmacht genau gekannt hätte, hätte er es nicht tun müssen, denn ich wusste nicht, was ich zu erzählen hatte. Aber ich erinnere mich gut daran, wie in den fünf Minuten, die mir zugestanden wurden, einige Worte in mir um Worte zu ringen schienen, die ich vage mit einer Art täglicher Hoffnung auf etwas erwartete; etwas, das nicht kam – Gerechtigkeit, glaube ich. Ich war sprachlos vor Kummer und Krankheit, und mein „Diener" stand hinter der Tür, während der Arzt bei mir war. Und so vergingen die Tage. Hier muss ich meine Leser bitten, sich daran zu erinnern, dass mein Gehirn sehr schwach war, und dass ich, soweit es diese Wärter betrifft, versuche, die wörtlichen Fakten so genau wie möglich aus meinem Gedächtnis zu lösen. Sie gelten als ausgebildete Krankenpfleger; sie sind Männer der ungebildetsten Klasse, ohne eine einzige Qualifikation für diesen Dienst – entlassene Soldaten, Matrosen, Lakaien. Und sie sind die unumschränkten Herren dieser Anstalten (von denen ich, wie ich mich erinnere, in der sogenannten besten lebte) und der dort eingesperrten Leben und Freiheiten.

IV.

Meine erste Bekanntschaft mit dem Wärter, den ich – ich weiß nicht genau, warum – als eine Art Gefängnismeister unter seinen Kameraden betrachtete, machte ich auf meinem Weg zur Anstalt. Ich wurde von meinem anhänglichen Leibdiener und dem jungen Arzt, dessen Schützling ich verließ, der mir offiziell meine Geisteskrankheit bescheinigt hatte, aus dem Wald nach London eskortiert. Wie ich bereits sagte, sagte er mir beim Abschied, dass er den Schritt für falsch hielt und ihn vermeiden wollte. Ich war krank, dachte er, und brauchte Pflege. Ich sehe unter diesen Umständen nicht, wie er berechtigt war, die Bescheinigung zu unterschreiben. Er war jung, unerfahren, mir erst vor ein oder zwei Wochen fremd, und ich hatte bei seiner Frau und seiner Familie gelebt. Ob auf ihn Druck ausgeübt wurde, weiß ich nicht und möchte lieber nicht danach fragen. Für meinen Zweck genügt es, ruhig festzustellen, dass ich bis zu dieser Stunde über die Einzelheiten der Angelegenheit im Dunkeln bin und dass ich gegen seinen Willen auf Anweisung eines Arztes, der mich nicht für verrückt hielt, in ein Irrenhaus eingewiesen wurde. Drei Experten für Geisteskrankheiten hatten erst vor kurzem erklärt, dass ich nicht in Geisteskrankheitsgefahr schwebe. Und das war auch nicht der Fall – bis das Irrenhaus die Gefahr heraufbeschwor. So ist das Gesetz.

Er begleitete mich nach London, und dort trennten wir uns. Am Ende des Zuges holte uns der vertrauliche Wärter aus der Anstalt ab und nahm seinen Platz ein. Das letzte, was ich von ihm sah, war, dass er, während er schnell über den Bahnsteig lief, „seine Hände mit unsichtbarer Seife wusch", und zwar ausdrücklich, als wolle er mich und meine Angelegenheiten betraf. Er ahnte wohl etwas von dem, was er getan hatte, obwohl ich hoffe, nicht alles, und dachte, dass ich für immer in die äußere Dunkelheit hinausginge. Meine Gefährten waren gut geeignet, mich dorthin zu führen. Die abschreckende Persönlichkeit meines besonderen Dieners ist mir manchmal noch immer in den Sinn gekommen, und der andere sollte mich später noch mehr verfolgen. Er war ein rauer, rotbärtiger, gutaussehender Kerl – ein alter Hausbesetzer aus der Kolonialzeit – und, soweit ich mich erinnere, ziemlich gutmütig und gutherzig. Er trank sehr gern Bier und war ein großer Sammler von Schillingromanen aus allen Richtungen. Als er in den letzten Tagen meiner Gefangenschaft angewiesen wurde, besonders auf mich aufzupassen, begann ich in meiner Schwäche vor ihm zurückzuschrecken und ihn zu fürchten wie ein geprügeltes Kind. Er war freundlich, aber zu groß, und ich hatte Angst vor ihm. Wie viele Ängste dieser Art all diese dunklen Leben quälen und verwirren müssen, ist ein weiteres der versiegelten Geheimnisse der englischen Bastille. Ich verband ihn so eng mit meiner ersten Ankunft; ich erinnerte mich mit einer Vision, die zugleich so dunkel und klar war, wie er mich vom gegenüberliegenden Sitz des Waggons aus neugierig gemustert hatte, als der Zug in dem dunkler werdenden Winterabend durch ein mir unbekanntes Land weiterraste, zu welchem Ziel ich nicht zu fragen brauchte. Als der Arzt, den ich verlassen hatte, angedeutet hatte, wohin ich gehen sollte, hatte ich ihn nicht verstanden. Hätte er es mir in direkteren Worten gesagt, hätte ich nicht glauben können, dass so etwas getan werden könnte; ich hätte nicht an seine Möglichkeit glauben können, da es mir im Rückblick jetzt das Verständnis übersteigt. Ich habe viele Geschichten und Erzählungen gelesen, die sich um den Missbrauch von *Lettres de cachet* in den berühmten vorrevolutionären Tagen drehen. Kann mir irgendjemand den Unterschied erklären? Mir scheint, dass alles, was mit ihren Mitteln getan werden könnte, hier und jetzt „unter Zertifikaten" getan und später immer wieder rechtlich gerechtfertigt werden kann. Die Bastille selbst könnte ihre Gefangenen kaum strenger festhalten als die „Einrichtung", in der ich lebte; und es hätte kaum schwerer sein können, wenn ein Echo von Klagen oder Leiden die Außenwelt erreicht hätte. Begraben und vergessen lagen wir da, wie Tote, die den Verstand verloren haben. Zu den absurden Inspektionsbesuchen der Kommissare Ihrer Majestät werde ich gleich etwas sagen. Ihre Art, ihre feierliche Pflicht zu erfüllen, ist meiner Meinung nach das Schlimmste an der ganzen Reihe von Unrecht.

Während ich so durch das Herz Londons verschleppt wurde, mit Dutzenden warmherziger Freunde in ahnungslosem Kreis, die einen Aufruhr angezettelt hätten, um mich zu retten, wenn sie die Wahrheit gewusst hätten, wusste ich über das mir bevorstehende Schicksal ebenso wenig wie der unbequeme Verwandte auf seinem Weg in die alte Bastille. Hätte ich es gewusst, hätte ich, schwach wie ich war, Widerstand geleistet, und mit welchem Ergebnis? Was passiert mit denen, die sich rechtmäßig wehren? Denn es muss einige geben, die das tun. Bei meiner zweiten Festnahme, die ich an gleicher Stelle beschreiben werde, hätte ich es gewusst. Aber ich wurde von der Obrigkeit so wirksam und absichtlich unter Drogen gesetzt, wie es nur eine Romanheldin tun kann, und unter dem Einfluss von Opium aus dem Norden Englands in mein Gefängnis zurückgebracht. Mehr dazu zu gegebener Zeit. Lassen Sie mich zu meiner ersten Reise zurückkehren. Da waren meine Wärter, die blinzelten und blinzelten; meine privaten häuslichen Angelegenheiten drangen in die Ohren des anderen, der mit der Gleichgültigkeit eines Mannes zuhörte, der an die Gewohnheiten namenloser Wesen wie mich gewöhnt ist, seine eigene Version meiner privaten Geschichte, und der im Dunkeln, als wir zu einem Tunnel kamen, nach mir griff, um ein Vorurteil zu meinen Gunsten zu erzeugen. Ich erinnere mich dunkel, dass ich mich fragte, worum es ging, erwartete, dass die Männer mir Handschellen anlegen würden, vage von den Reizen des Bettes und eines „Zuhauses" träumte und ein wenig spekulierte, warum ich keines hatte. Von dieser Reise erinnere ich mich kaum mehr, außer dass ich am Bahnhof

Waterloo pikantes Gelee aß – so seltsam beeindrucken Kleinigkeiten einen in den kritischsten Momenten des Lebens. Die nächste Wendung des Kaleidoskops zeigt mich in einem Sessel sitzend, kurz vor der Episode mit dem Puddingesser, nehme ich an, interviewt vom alten Leiter der Anstalt, der, da er mich mit Bescheinigung meiner Familie dort hatte, keine Meinung zu meinem Geisteszustand zu äußern hatte, sondern mich einfach als Verrückten akzeptierte, der ihm eine runde Summe pro Jahr wert war, und dankbar war. Wäre da nicht eine gewisse Episode gewesen, die ich zu gegebener Zeit erzählen werde, hätte ich den Mann vielleicht nie durchschaut. Er war ganz dumm und hatte sein ehrwürdiges Gehirn so mit der Betrachtung – ich will nicht sagen dem Studium – des Wahnsinns verwirrt, dass ihn nach fünf Minuten Gespräch zwei beliebige Apotheker von überall her sofort „bestätigt" hätten. Er wusste nichts auf der Welt über mich; sah mich zum ersten Mal unter Bedingungen, die vielleicht nicht gerade günstig für ein unparteiisches Urteil waren; und später, wie ich bereits erzählt habe, stattete er mir gelegentliche Stippvisiten ab, die er hauptsächlich damit verbrachte, mir wissend zuzunicken und zuzuzwinkern und die wenigen Worte, die von mir kamen, als viele ausgezeichnete Witze zu betrachten. Er hatte gehört, dass ich ein Talent für das Theater hatte, und kam meiner erschütterten Intelligenz entgegen, indem er jede Gelegenheit nutzte, mir zu erzählen, dass er einmal mit seinen Töchtern ins Adelphi gegangen war, um „Martin Chuzzlewit" oder „Nicholas Nickleby" zu sehen – ich habe vergessen, welches von beiden. Danach erzählte er mir immer eine kleine Anekdote über einen gewissen Grossmith, einen alten „Entertainer", der Charles Mathews (dessen Verlust wir jetzt bedauern) so gut zu imitieren pflegte, dass Mathews, als er ihn einmal im Zug traf und ihn reden hörte, sagte: „Wenn Sie nicht Mathews sind, müssen Sie Grossmith sein." Ich glaube, das war die Geschichte; aber schließlich wurde ich ziemlich verwirrt darüber und bin mir nicht mehr ganz sicher. Grossmith der Jüngere, der sich seit dieser Zeit auf der Bühne einen Namen gemacht hat, kam zweimal aus London, um uns zu „unterhalten". Ich kann mich nicht erinnern, dass ich als alter Bühnenarbeiter selten so streng kritisch gewesen wäre. „Hyperästhesie" ist, glaube ich, der medizinische Deckname für die Beschleunigung der nervösen Wahrnehmung, die so seltsam das seltsame Gefühl der Unwirklichkeit begleitet und doch im Gegensatz dazu steht, das die Blutleere des Gehirns alles erfüllt. Ich hörte den Launen des Darstellers wie ein Mensch in einem Traum zu, mit einem bitteren Gefühl unbewusster Empörung, als ich mich an viele glückliche Abende im Theater erinnerte, und ging trübsinnig zu Bett, wobei ich mich mehr als sonst fragte, wie das alles enden würde. Ich erinnere mich, dass ich bei einem seltsamen Flackern der alten Flamme das Gefühl hatte, es sei meine Pflicht, „hinter die Kulissen" zu gehen und mich vorzustellen, aber ich konnte mich nicht dazu entschließen. Ich frage mich, was der Schauspieler gedacht hätte, wenn er an diesem Abend mit mir hinter die Kulissen gekommen wäre! Einige Monate später beobachtete ich ihn von einer Bühnenloge aus bei den Kuriositäten des „Sorcerer", und es brachte mich mit einem Schock an den furchtbaren Ort zurück, an dem ich ihn zuletzt gesehen hatte, und ließ mich unwillkürlich um mich blicken, um zu sehen, ob ein Wächter auf der Hut war. Die Gefühle von Angst und Scham – denn es hat trotz allem eine Art Scham in sich –, die das Erlebnis hinterlassen hatte, starben langsam und hart. Und eine zufällige Verbindung wie diese würde sie seltsamerweise wieder aufwecken.

Aber ich lasse meinen alten Arzt warten. Er sah aus und bewegte sich, und ich wage zu behaupten, er versuchte, sich selbst zu glauben, die absolute Verkörperung respektabler Güte. Der Gehrock, der dunkle Anzug und die weiße Krawatte im Anfangsstadium der Strangulation, die für so viele Menschen eine Art Abzeichen eines Doktortitels in Theologie, Recht oder Medizin und das Kennzeichen eines guten Herzens sind, führten die Illusion aus. Er begann in Abständen gutmütige Dinge zu tun; ich nehme an, aus einem krampfhaften Gefühl heraus, dass er genauso gut versuchen könnte, einen Patienten manchmal zu heilen, anstatt sie alle ganz den heilsamen Wirkungen der Verbindung zu überlassen. Einmal schlug er vor, mit mir einen Kurs über das griechische Testament durchzugehen, und wir schafften ein ganzes Kapitel, ließen die Heilung dann aber fallen. Meine Fähigkeit, Griechisch vom Blatt zu lesen, schien ihn sehr zu beeindrucken, wie es aufgrund des Kontrasts zu seinen geisteskranken Patienten durchaus möglich war. Aber es spornte ihn nicht zu weiteren Bemühungen um meine Genesung und Befreiung an. Die Grossmith-Anekdote, die in Abständen eingenommen werden sollte, war ein einfacheres Rezept. Obwohl er die Arbeit, die er im Leben angenommen hatte, sehr gern angenommen hatte, machte er auf mich nie den Eindruck, völlig „unbelastet von Gewissensbissen" zu sein und den Aufseher, der manchmal so laut in ihm gefleht haben musste, zum Schweigen bringen zu können. Er war einer jener Männer, die einem nie direkt ins Gesicht sehen. Und obwohl er in der Anstalt eine kleine Kapelle errichtet hatte, in der am Sonntagabend Gottesdienste abgehalten wurden, besuchte er diese Gottesdienste nicht selbst. Vielleicht fürchtete er, dass Gebete für „Gefangene und Gefangene" und die feierlichen Appelle an Ihn, „der denen hilft, denen Unrecht geschieht", ihm im Hals stecken bleiben könnten wie Macbeths „Amen". Er war glücklicher in seinem eigenen kleinen Haus, etwas entfernt von der Anstalt, in der er lebte, ohne dass er die Unglücklichen direkt im Auge hatte. Er werkelte zwischen einer Vielzahl von kleinen Gewächshäusern herum, die er nach eigenen Plänen gebaut hatte, oder führte geologische Untersuchungen unter seinen Feldern durch, wo er auf eine Quarzader – oder Pintz oder etwas in der Art – gestoßen war, aus der Großes entstehen sollte. Überall waren kleine Steinbrüche verstreut, und es musste viel Wahnsinn nötig gewesen sein, um sie zu betreiben. Er war ein großer Erfinder, der Doktor, und war sehr betrübt über den offensichtlichen Mangel an geistiger Kraft, den ich einmal zeigte, als ich hilflos von der Stelle abwich, als er mir den Plan für einen Ofen erläuterte, der Wärme ohne Licht oder Licht ohne Wärme oder beides oder keines von beidem geben sollte. Nach einiger Zeit verriet ich, dass ich überhaupt nicht mitbekam, was er sagte, was, wie ich fürchte, meine Beherrschung des griechischen Testaments überwog. Die menschliche Natur ist eine gefährliche Sache. In noch vertraulicheren Momenten erklärte er mir, dass er seit seiner Jugend ein Erfinder gewesen sei und dass eine der größten Entdeckungen von Simpson aus Edinburgh tatsächlich von ihm gemacht und seinem undankbaren Kollegen anvertraut worden sei. Ich gestehe, dass ich diese Geschichte selbst in meinem traurigen Zustand geistiger Dunkelheit zu den Dingen zählte, die wir in der Schule kurz als „kleine Anekdoten, die nicht wahr sind" zusammenfassten.

Diese Bekanntschaft mit meinem Arzt und seinen Methoden geschah erst spät, als mir die gütige Natur genug Kraft gegeben hatte, um mich in normalen Gesprächen behaupten zu können, mit nur gelegentlichen Rückfällen in die Benommenheit, die das erste lange Delirium überlebte, als die Gewohnheit begonnen hatte, die Schärfe meiner hilflosen Angst abzuschwächen und den stündlichen Assoziationen meines Lebens etwas von ihrem unaussprechlichen Schrecken zu rauben. Ich hatte damals keine Hoffnung mehr auf Entkommen und war, glaube ich, gleichgültig geworden, da ich für alle, die sich um mich kümmern sollten, anscheinend ein Objekt der Gleichgültigkeit geworden war. In dem *Morne Désespoir*, der mich völlig in Besitz genommen hatte, wusste ich niemanden, an den ich mich wenden konnte. Nur diejenigen, die mich diesem Leben überlassen hatten, konnten mich davor retten, und was sollte ich ihnen sagen? Ich war krank, als sie es taten; ich war immer noch krank. Warum sollten sie darauf erpicht sein, sich selbst eines Unrechts zu überführen, und eines solchen Unrechts? Und so ließ ich in meinem Elend die Tage verstreichen, ohne mich durch nutzlose Anstrengungen noch mehr zu erschöpfen, dumm resigniert

Um auf meinem Weg zu treiben, wie ein vom Wind verwehtes Blatt,
über die Tiefen des öden Meeres.

Die wenigen Besucher, die mir zuteil wurden, hatten natürlich ihre eigenen vorgefassten Meinungen über meinen Zustand akzeptiert, und jede äußere Erscheinung des Ortes war angenehm anzusehen. Unter der väterlichen Obhut eines so lieben, guten alten Mannes, mit solch hübschen Landschaften zum Anschauen, solch schönen Gärten zum Spazierengehen und einem eigenen hotelähnlichen Wohnzimmer war ich offensichtlich böse, wenn ich nicht sehr glücklich war. Es gab noch andere Besucher an diesem Ort, die die Dinge vielleicht anders sahen. Zwei meiner Freunde, die mich aus alten Zeiten gut gekannt hatten, kamen, während ich dort war, um zufällig andere Insassen der Anstalt zu sehen. Beide wussten, dass ich dort eingesperrt war, und beide wollten mich sehen. Einer insbesondere, der seine Vermutungen in dieser Sache hegte, unternahm, wie ich jetzt von sich selbst weiß, jede Anstrengung, zu mir durchzudringen. Aber es wurde in keinem Fall erlaubt, und ich wurde als „zu krank" ausgegeben, um irgendjemanden zu sehen. Angesichts der Krankheit, an der ich angeblich litt, war der Anblick des Gesichts eines alten Freundes wohl eines der besten Heilmittel. Ich war nicht allzu krank. Es war eine Lüge. Von all den Fakten dieser Autobiographie kenne ich keine, die vernichtender wären. Die Berichte über meinen Zustand und seine Veränderungen sollten von den Ärzten abhängen, die bei uns wohnten, und den unwissenden Wärtern, die sich zuerst an ihnen orientierten, sowie von den drei Verwandten, die die Verantwortung für meine Inhaftierung auf sich genommen hatten.

Meine ersten Eindrücke vom „Direktor" waren komisch. Wie ich schon sagte, wusste ich nicht, wo ich war. Ich wusste nicht, dass ich in einer Anstalt war; ich verstand nicht, was die merkwürdigen Leute um mich herum waren; die einzige lebende Seele, die ich an diesem Ort kannte, war der Diener, von dem ich gesprochen habe, dessen Anwesenheit vielleicht teilweise der Grund dafür war, dass ich die Situation nicht begriff. Ich hatte natürlich keinen Grund anzunehmen, dass er verrückt war, oder zu verstehen, warum er sich in einer Anstalt einquartieren sollte. Er versicherte mir, glaube ich, dass er aus persönlicher Hingabe dorthin gehen würde, wo ich hinginge. Aber da er die Gelegenheit nutzte, sich unter die Anstaltswärter zu mischen, und mich mit einer merkwürdigen Brutalität behandelte, glücklicherweise eingeschränkt durch unzureichende körperliche Mittel, um seine Ansichten durchzusetzen – ich selbst war so erschöpft, dass ein Kind mich hätte misshandeln können, und das würde nur ein Tier tun –, musste ich in dieser Angelegenheit meine Zweifel haben. Mit einem seltsamen Gefühl der Erleichterung vermisste ich ihn eines Morgens an den gewohnten Orten und erfuhr, dass er in Begleitung des schwarzen Herrn nach Indien abgereist war, der, wie ich annehme, anderswo *ad eundem übersetzt wurde* , wie es bei manchen von uns gelegentlich der Fall war. Es ist ein Trost, sich vorzustellen, dass der schwarze Herr von kräftiger Statur war und Unverschämtheiten übel nehmen konnte. Ich hoffe, dass er seine Gelegenheit nutzte, wie es der Affenmensch tat, und persönliche Argumente vorbrachte. Die Einfälle meines verwirrten Gehirns jagten einander wie Schatten. Manchmal dachte ich, dieses abscheuliche Wesen sei Judas Iskariot (sein Nachname ähnelte entfernt dem Wort „Judas"); manchmal – wenn er mir erzählt hatte, wie sehr er mich mochte, und ich versuchte, mich an die angenehme Tatsache zu erinnern –, dass er ein Bruder von mir war, der im Kindesalter gestorben war und zurückkam, um mich in Abwesenheit anderer zu lieben. Zufällige Ähnlichkeiten reichten aus, um jedem der seltsamen Gesichter um mich herum einen Namen und eine Identität meiner eigenen Wahl zu verleihen; und wenn nachts dichte Träume der lebhaftesten Art – während all dieser

Träume, wie man mir sagte, schien mein Schlaf so ruhig wie der eines Kindes – Phantome mit einer solchen Realität verlieh, dass ich die Visionen der Nacht nicht von denen des Tages trennen konnte, kann man sich die Verwirrung meines Gehirns vorstellen, in der ich lebte. Ich habe versucht zu beschreiben, wie einige meiner Gefährten trotz ihres schockierenden Mangels an menschlichen Eigenschaften für mich die Gestalt von Tieren annahmen. Meine eigene Identität war mir unklar und ich war viel damit beschäftigt, mit mir selbst herauszufinden, wer ich auf Grundlage verschiedener unzureichender Daten sein könnte. Dieser Zustand kommt natürlich bei Delirium sehr häufig vor und war in meinem Fall sehr natürlich. Kurz zuvor hatte ich ein Heim, eine Familie, einen Namen und Freunde gehabt; und zu der Zeit, als ich das alles am meisten brauchte, war ich plötzlich eine unbeachtete Null, ein abgetragenes Kleidungsstück, das man beiseite warf, so unbesessen wie „Jo" bei seiner Überfahrt, und des Rechts auf Freiheit beraubt, das der Mensch ohne die Hohnrede eines Prozesses hat, obwohl Gefängnis eine Form der Grausamkeit ist, die einen neuen Namen braucht. Ich war so völlig vergessen, dass ich, als ich schließlich wieder zu mir kam, einen dreijährigen Rückstand ungeöffneter Briefe in meinen alten Räumen vorfand, die sich während meiner Krankheit nicht einmal die Mühe gemacht hatten, danach zu fragen. Sie lasen sich für mich wie Botschaften aus einer anderen Welt. Einige meiner Lieblingsbilder und mein Schreibstuhl – die anspruchslose „Rechtsbibliothek", die ich einmal besessen hatte, und eine Reihe schöner und wertvoller Harrow-Preise – waren völlig verschwunden, und „niemand" war schuld. Ich nehme an, es war das Werk einer Gesellschaft; aber ich hatte offensichtlich kein Recht, wieder auf der Bildfläche zu erscheinen. Es gefiel mir jedoch nicht.

Da ich wusste, dass ich in Gewahrsam war, und nicht wusste, warum, war es natürlich, dass ich der Anstalt die Attribute eines Gefängnisses zuschrieb. Ich habe gesagt, dass ich erwartete, im Zug mit Handschellen gefesselt zu werden; und als am ersten Abend ein grimmig aussehender Mann mit einem dunkelblauen Band auf mich zustürmte, mich fragte, was ich damit bezwecke, keins zu tragen, und in einem Gefühl persönlicher Beleidigung erklärte, dass ich „nicht im Geringsten meinem Onkel ähnlich" sei, hielt ich ihn für den Gefängniswärter und taufte ihn in Gedanken „Rocco", in der seltsamen dramatischen Art, die mir durch den Kopf ging. Dieses blaue Band, das ich zu Ehren des Bootsrennens der Universität trug, und die Tatsache, dass eine meiner ersten Erinnerungen ist, dass ich zum Frühstück ein Hot Cross Bun neben meinem Bett fand, in mitfühlender Ehrung für jemanden, der starb, um uns Liebe und Barmherzigkeit zu lehren, sind die beiden Dinge, die es mir ermöglichen, das Datum meiner Inhaftierung genau auf die Osterzeit festzulegen, also auf fast vier Jahre. Die darauf folgende schreckliche Prüfung scheint mir jetzt mein Leben in zwei Teile geteilt zu haben, so vollständig wie ich mir bewusst bin, dass sie meinen ganzen

Charakter verändert und ihm eine neue und andere Form gegeben hat. Solche Feuerstürme müssen das tun. Sie lassen die alltäglichen Prüfungen unserer Rasse lächerlich klein erscheinen, und ich betrachte Menschen, die mir von ihren harten Lebenserfahrungen erzählen, mit einer gewissen seltsamen Verwunderung. Mit welchem Gefühl der Dankbarkeit ich mich unverblümt fühle – wie berechtigt und stark ich auch sein mag, wenn andere Gefühle fehl am Platz wären –, wenn ich meine Mitgeschöpfe aus dem angenehmsten Blickwinkel betrachte und die Welt im Allgemeinen im Licht des lachenden Philosophen sehe, kann ich nicht sagen. Prüfungen sind wie Pillen. Der Geschmack hängt davon ab, wie man sie einnimmt.

Ich habe meinen Lesern gegenüber sehr offen über die seltsamen Einfälle gesprochen, die von meinem Gehirn Besitz ergriffen. Niemand von ihnen, der weiß, was es heißt, an Fieber zu liegen, oder jemals andere so liegen gesehen hat, wird überrascht sein, davon zu lesen. Aber in einer Irrenanstalt nennt man diese üblichen Anzeichen einer üblichen Krankheit „Wahnvorstellungen". Ich sprach einmal während meiner Zeit in Freiheit über die Lage, in der ich untergebracht war, mit einem der drei Ärzte, die für meine geistige Gesundheit gebürgt hatten, und der sich zu Recht einen großen Namen unter denen erworben hat, die die Krankheiten des Gehirns ernsthaft studiert haben, soweit es dem Menschen überhaupt gestattet ist, sie zu studieren. Er sprach mit mir voller Schrecken und Furcht über private Irrenanstalten und hatte mich in meinen hypochondrischen Tagen als Freund vor den Gefahren gewarnt, die mich erwarten könnten. „Reisen Sie", sagte er; „tun Sie alles, anstatt nachzugeben. Wenn Sie sich einmal in einer Irrenanstalt befinden, möge Ihnen der Himmel helfen!" Und als ich später mit ihm über die Dinge sprach, die über mich gesagt worden waren, sagte er: „Ich kenne das Wort ‚Wahnvorstellungen' zu gut", sagte er, „und den Gebrauch, der davon gemacht wird." Das war mir damals nicht bekannt. Aber als ich nach meiner endgültigen Befreiung von denen, die mir in jeder Hinsicht hätten helfen und mich schützen sollen, beschuldigt wurde, in Bezug auf ihr Verhalten mir gegenüber ‚Wahnvorstellungen' zu unterliegen, erfuhr ich es. Ich erfuhr dies indirekt durch andere und wollte es zunächst nicht glauben. Aber es ist wahr, wie der Rest der Geschichte, und wie der Rest der Geschichte so niedergeschrieben ist. Sie sagen es überall, und sie sagen es vielleicht immer noch, und ich weiß seit langem, dass sie keine Skrupel hatten, es zu sagen. Damit enden wir mit diesem Teil meines Themas; denn ich vertraue aufrichtig darauf, dass es außerhalb der menschlichen Erfahrung liegt. Aber es ist, denken Sie daran, eine mögliche Folge dieses Gesetzesmissbrauchs.

In dem allgemeinen Zustand der Verwirrung, der, als ich in diesen sehr neuen Daseinszustand versetzt wurde, meine Sinne bemächtigte und dem alten Reim beinahe Sinn und Zusammenhang zu verleihen schien,

Angenommen, ich wäre Sie,
und angenommen, Sie wären ich, und angenommen, wir alle wären jemand
anderes, ich frage mich, wer wir wären!

die *Existenzberechtigung* des alten Arztes war mir ein großes Rätsel. Manchmal
hielt ich ihn für ein höheres Wesen, das das Gefängnis hütete, manchmal für
einen Geistlichen, manchmal für den Teufel und manchmal für einen Butler.
Als ich noch unter dem letzten Eindruck litt, ärgerte ich mich über eine
Frage, die er mir zu stellen für seine Pflicht hielt, und über seinen Versuch,
mir den friedlichen Übergang von einem Zimmer ins andere zu versperren.
Ich fürchte, ich habe ihn am Kragen gepackt und gegen die Wand gedrückt
– vielleicht ein unter den Umständen verzeihliches Übermaß. Der Angriff
war nicht gefährlich. Ich glaube, in diesem Moment lebte niemand, der mich
nicht mit seinem kleinen Finger hätte niederschlagen können. Aber von da
an galt ich als „Mörder“ und wurde auch als solcher in die Bücher
eingetragen.

V.

Über diese Erfahrungen ist mir ein Brief zugegangen, der in höflichem Ton geschrieben ist, aber einen so eigenartigen Kommentar zu meiner Geschichte enthält, dass ich ihn hier beantworten werde. Er stammt von einem Spezialisten, der, wie ich annehme, einiges Ansehen in der Behandlung von Geisteskrankheiten erlangt hat; denn er enthält zu meiner Untersuchung in Form einer Broschüre eine Ansprache seines Präsidenten zu diesem Thema, die er vor zwei oder drei Jahren gehalten hat. Auf einige Punkte in seinem Brief muss ich eingehen, denn sie sind ein so merkwürdiges Beispiel dessen, was Scholastiker die *ignoratio elenchi nennen* , wie ich es wahrscheinlich noch nie erlebt habe. „Der Autor in der ‚Welt‘", sagt er, „gesteht an verschiedenen Stellen, dass er geisteskrank war." Er deutet an, dass ich möglicherweise „nur ein kluger Romanautor" sei; aber er missbilligt meinen „geschickten Angriff auf jene Mediziner, die das schreckliche Unglück haben, sich mit Geisteskrankheiten zu beschäftigen", fügt aber hinzu, dass ich, wenn meine Geschichte wahr ist, „verpflichtet bin, einige Vorschläge zur richtigen Behandlungsweise der unglücklichen Opfer von Gehirnkrankheiten zu machen"; und dass ich, da ich einen „destruktiven Kurs eingeschlagen habe, verpflichtet bin, ihn mit einem konstruktiven Versuch zu beenden". Nun zu meiner Antwort. In der Überschrift dieser Erzählung und in ihr selbst leugne ich deutlich, bewusst und kategorisch, dass ich jemals verrückt gewesen bin; und ich sage, dass die Einfälle von Delirium oder Hypochondrie von jedem ehrlichen und selbstlosen Geist bei sehr geringer genauer Beobachtung so deutlich von denen des Wahnsinns zu unterscheiden sind wie Mittag von Mitternacht. Sie zur Behandlung in eine Anstalt zu schicken, ist der beste Weg, sie in den Wahnsinn zu treiben. Ich war vollkommen offen über meine „Wahnvorstellungen", denn ich erinnere mich an sie alle, denn wäre ich verrückt gewesen, würde ich es nicht tun. Ein Mensch kann zweifeln, ob er bei Verstand ist oder nicht; er kann nicht daran zweifeln, ob er es war oder nicht. Der Schreiber des Briefes nutzt meinen Aufenthalt in einer Irrenanstalt aus, wie es einige der Freunde getan haben, die mich dorthin gebracht haben, um zu argumentieren, dass ich verrückt war. Das ist der beliebteste Trugschluss, wenn man das Pferd vor den Karren spannt. Es beweist natürlich, dass ich „rechtlich verrückt" war, und ich gebe den Ausdruck mit einer Verachtung wieder, die mit Worten nicht zu ermessen ist. Die Ärzte, die sich zu Werkzeugen dieses Unrechts machten, waren zwei junge Dorfärzte, die sich nie mit der Materie beschäftigt haben, und einer von ihnen hat mich nur fünf Minuten in seinem Leben gesehen, als ich körperlich zu krank war, um sein Gesicht zu prägen. Ist das ein Rechtszustand, der Bestand haben sollte? Ist das eine Sache, die man in Ruhe lassen sollte? Lesen Sie etwas von Ruskins „Fors Clavigera", meine Herren, und werden Sie etwas von dem Egoismus los, der der Hausschwamm der Menschheit ist, für den die ruhige Akzeptanz des Unrechts anderer nur ein anderer Name ist. Verjagt die Geldwechsler aus den Tempeln im Kampfgeist dessen, dessen Namen wir noch immer tragen. Die Broschüre vor mir spricht von nichts anderem als von den Spezialkenntnissen, die im Umgang mit Geisteskrankheiten erforderlich sind; doch können zwei beliebige Apotheker einen Mann vor Gericht verrückt machen. Diese Möglichkeit sollte abgeschafft werden. Da ist der erste Teil der Reform, den der Autor von mir vorschlagen lassen möchte, und ich habe ihn und alle anderen in meinem ersten Kapitel gewarnt, dass sie kein Recht haben, mich darum zu bitten. Ich bin weder Innenminister, Kommissar, nächster Freund noch Mediziner; und es ist keine Antwort, wenn der Autor eines Buches zu seinem Kritiker sagt: „Kommen Sie her und schreiben Sie ein besseres." „ *Ne sutor ultra crepidam* ", zitiert der Autor in seiner Broschüre; und das gilt für mich wie für ihn. Es ist nur meine klare Pflicht, die atmenden Gedanken, die aus meiner schrecklichen persönlichen Erfahrung entspringen und zu tief für Tränen sind, in Worte zu fassen, die brennen werden, wenn Gott sie mir schickt. Denn dies ist keine Romanze, sondern eine alltägliche Realität. Ich habe gesagt, wer für die Reform verantwortlich ist: der Innenminister und die Kommissare sowie die führenden Männer in Recht und Medizin, die diese Dinge zulassen. Als Sydney Smith sagte, man könne mit einer Körperschaft von Menschen nichts anfangen, weil sie weder eine Seele hätten, die verdammt werden könne, noch einen Körper, den man treten könne, hatte er mit dem ersten Satz vielleicht nicht so recht wie mit dem letzten. Seelen könnten sich eines Tages als ebenso teilbar erweisen wie das elektrische Licht; und vor dem Gericht jenseits des Gerichts, an das ich und andere, die wie ich gelitten haben, aus tiefstem Herzen appellieren, wird es keinen Sinn haben, eine beschränkte Haftung geltend zu machen.

Ich werde mit meinen Reformvorschlägen fortfahren, obwohl ich nicht dazu verpflichtet bin, denn ich glaube, der Schlüssel ist einfach. Die Gesetze gegen Geisteskrankheiten werden im angeblichen Interesse der Verwandten gemacht, nicht der Betroffenen selbst; und alles wird getan, um die Sache zu vertuschen, nicht um sie aufzudecken. Warum? Es gibt nichts, wofür man sich bei Geisteskrankheit schämen müsste; aber in ihrer völligen Selbstsucht schrecken Freunde vor den angeblichen Konsequenzen für sich selbst zurück, wenn die Sache „besprochen" wird. Als ob es jemals etwas anderes sein könnte! Die Vögel des Himmels werden die Sache verbreiten; und alles, was diese Leute dadurch gewinnen, ist, dass die wachsende Sekte der „Kopfschüttler", wie ein Freund von mir sie nett getauft hat, hinter ihrem Rücken immer mehr mit der Zunge wedelt und sagt: „Ach, die armen Leute! Geisteskrankheit in der Familie, wissen Sie." Und das geschieht ihnen ganz recht. Ich kenne diese Kopfschüttler gut und weiß genau, dass sie mir niemals erlauben werden, den Konsequenzen der Vergangenheit, so wie sie sind, zu entkommen. „Da war etwas dran, wissen Sie; er war sehr merkwürdig. *Pas de fumée sans feu* .' Sprichwörter sind entweder die größten Lügen oder die größten Wahrheiten; und in 'der Gesellschaft' ist dies sicherlich eines der ersten. Ich wurde neulich auf frischer Tat ertappt, als ich über ein Stück von mir lachte, und ich hörte, dass ein Kopfschüttler im Mutton-chops Club später davon sprach und es als ein trauriges Zeichen meines Geisteszustandes bezeichnete. Die Mitglieder dieser Sekte treffen sich häufig in einigen neueren Clubs; und in Ermangelung natürlichen Materials für diese Art sagen sie einander, was sie denken sollen, und gehen dann nach Hause und denken es. Auf literarische Werke angewandt, kommt das Ergebnis manchmal als 'Kritik' heraus.

Man sollte also niemanden wegen Geisteskrankheit einsperren, bis sein Zustand eine gewisse Zeit lang vollständig und sorgfältig beobachtet wurde; und auch dann nicht, wenn die Bescheinigung nicht von zwei oder *mehr* gut qualifizierten und erfahrenen Männern unterschrieben wurde, von denen mindestens einer den Patienten gut und lange gekannt haben sollte. Man sollte private Anstalten abschaffen, in denen es im Interesse der Eigentümer liegt, die Patienten so lange wie möglich zu behalten . Ich habe erlebt, dass die Aufnahme neuer Patienten in ihre Bücher – den armen Leuten sei geholfen, und denen, die sie dort untergebracht haben, sei vergeben! – mit ebenso viel Stolz erwähnt wurde wie die von neuen Schülern in der Schule eines Schulmeisters. Man sollte öffentliche Anstalten einsetzen, in denen es in jedem Interesse liegt, so wenige Patienten wie möglich zu haben, anstatt so viele, und sie so schnell wie möglich zu entlassen. Man sollte die Harmlosen, von denen es einen großen Teil gibt, ganz und gar von den Anstalten fernhalten. Wer weiß, welchen grausamen Schmerz ihnen die Verbindungen ihres Lebens stündlich bereiten können? Lassen Sie die Öffentlichkeit das Schweigen ersetzen, das noch nie etwas Gutes gebracht hat. Lassen Sie die Wärter (die ich aus Rücksicht auf ihre gesellschaftlichen Vorgesetzten vorerst zurückgestellt habe) sorgfältig nach Charakter und Freundlichkeit auswählen und das sein, was sie sein sollten: Krankenpfleger. Lassen Sie die Kommissare, wenn sie weiter existieren sollen, ihre Pflicht anders verstehen. Lassen Sie außerdem jeden Missbrauch des reformierten Geisteskrankheitsgesetzes mit schweren Strafen belegen und lassen Sie den Leidenden jede Erleichterung gegenüber Ärzten, Verwandten, Kommissaren, jedem, wie groß er auch sein mag, gewähren. Gegenwärtig kämpft das Gesetz mit all seinen komplizierten Mechanismen im Guten wie im Schlechten tot gegen uns: Das Plädoyer meines Korrespondenten für die Sensibilität derjenigen, die in diesem Bereich tätig sind, beunruhigt mich nicht sehr. Ich nehme an, sie müssen es nicht annehmen, wenn es ihnen nicht gefällt. Sie gehen ihrem Beruf wie der Rest von uns des Profits wegen nach und haben keinen Grund, sich als Philanthropen auszugeben oder um Mitleid zu bitten. „Il faut vivre" wäre ihre beste Erklärung für ihre Arbeit, und ich kenne keinen Fall, in dem die Antwort des großen Franzosen mit einer niederschmetternderen Kraft ausgefallen wäre: „Monsieur, je n'en vois pas la nécessité."

Wenn diese Vorschläge von mir, die ich nicht vorhatte, eher destruktiv klingen, um die Worte meines Korrespondenten zu verwenden, dann deshalb, weil Zerstörung die einzig mögliche Reform ist; und das alte System zu flicken ist wie das Ausbessern abgetragener Kleidungsstücke mit altem Stoff. Wenn eine umfassende und vollständige Reform geplant und durchgeführt wurde, kann der Wahnsinn – ich zitiere denselben Autor noch einmal – mehr „eliminiert" werden, als er denkt; denn die Bemühungen der Menschen können von einem Segen erfüllt werden, der ihnen jetzt zu Recht verwehrt scheint. Solange diese Form der Freiheitsberaubung möglich ist, solange Dutzende geistig gesunde Männer und Frauen in Privatanstalten in den Wahnsinn getrieben werden und Hunderte von Geisteskranken noch verrückter werden, wird der Wahnsinn in England nicht abnehmen. Was die richtige medizinische Behandlung angeht, habe ich damit nichts zu tun und nichts dazu zu sagen. Ich rufe die Adresse meines Briefpartners auf seinen Wunsch hin auf, in der Hoffnung, etwas zu erfahren, und dieser Satz fällt mir als einer der ersten ins Auge: „Voisin sagt, dass er bei einfachem Wahnsinn gewisse Veränderungen in der grauen Substanz des Großhirns feststellt, die aus winzigen Schlaganfällen, Ergüssen von Hämatin und Hämatosin in die Lymphscheiden, Infarkten, Atheromen, Kapillarerweiterungen und Nekrosen von Gefäßen sowie gewissen Veränderungen der Gehirnzellen bestehen." Ganz genau. Es mag alles sehr wahr sein; aber ich kann keine Vorschläge für eine medizinische Behandlung machen, die auf diesen bemerkenswerten Annahmen beruht. Als ich kurz vor meinem endgültigen Umzug einen Verwandten von mir in einer etwas entfernten Stadt besuchen durfte, hatte der Direktor Einwände dagegen, dass die Erlaubnis zu oft erteilt wurde, weil durch Gespräche zu viel weiße Substanz aus dem Gehirn abtransportiert würde. Ich behaupte ausdrücklich, dass er „weiß" sagte, denn durch die Konnotation der Aussage mit Voisins wertvollen Bemerkungen wird es so aussehen, als ob das „graue" in meinem Fall unberührt geblieben wäre. Da weder Hämatin noch Hämatosin in meine Kapillaren gelangt sind, meine Kapillaren nicht erweitert sind und ich stolz darauf bin, weder Atherom noch Infarkten entkommen zu sein, muss ich meine Leser bitten, mir mein Wort zu glauben. Was für ein abscheulicher Unsinn ist das alles! Und wie schnell kann ein solcher Unsinn ins Böse ausarten. An anderer Stelle in derselben Broschüre zitiere ich den Autor gerade Voisins Empfehlung der „Zwangsweste" mit der Begründung, dass die Patienten sie mögen! An dieser Stelle, denke ich, ist es gut, die Abhandlung wegzulegen.

Um den Faden meiner persönlichen Geschichte wieder aufzunehmen, habe ich beschrieben, wie ich als „Mordtäter" bezeichnet wurde. Woher meine

„Stimmen" kamen, auf die ich in meinem ersten Kapitel anspielte, habe ich nie verstanden; denn tatsächlich habe ich nicht die leiseste Ahnung, was sie bedeuten. Sie werden als Jochpferd für „Wahnvorstellungen" verwendet; und da sie einfach unsinnig sind, gibt es keine mögliche Antwort. Soweit ich mich erinnern kann, schlug der alte Diafoirus, nachdem er mir eine Reihe von Fragen gestellt hatte, um die besondere Form des Wahnsinns herauszufinden, für die mich meine Freunde seiner zärtlichen Gnade anvertraut hatten, und natürlich immer verwirrter wurde, als er fortfuhr, „Stimmen" als letzte verzweifelte Möglichkeit vor; und ich, der ich der Sache ziemlich überdrüssig war und bisher kein einziges der vorgebrachten „Symptome" akzeptieren konnte, war sofort auf die Lösung als rein idiotisch. Ich nehme an, ich muss zugegeben haben, dass ich mir manchmal, wenn ich allein bin und nichts tue, die Sprache und Anrede abwesender Freunde vorstellen kann. Weiß der Himmel, ich brauchte diese Vorstellung. Es kam mir wie ein harmloses Eingeständnis vor; und als ich später einmal ernsthaft darüber informiert wurde, dass „Stimmen" das gefährlichste und unheilbarste Zeichen geistiger Entfremdung sind, konnte ich selbst in meiner Notlage nicht anders, als mich über die tiefe Absurdität der ganzen Sache zu amüsieren. „Stimmen", sagte mein Freund aus Inverness eines Tages in einem Moment des Vertrauens zu mir – auch er konnte, wenn er wollte, recht angenehm über alte College-Zeiten, Poesie und andere Dinge sprechen – „sie belästigen mich immer mit „Stimmen", und ich weiß nicht, was zum Teufel sie meinen." Dieser Mann ist seit einiger Zeit ein hoffnungsloser Gefangener; aber er war so viel weiser als ich, dass er nur zugab, Stimmen drinnen zu hören; ich gab vorschnell zu, dass ich sie draußen genauso oft hörte wie drinnen. Ich höre sie oft, wenn ich hungrig bin, und sie rufen mich mit großem Nachdruck zu meinen Mahlzeiten.

Die Idee mit den „Stimmen" war in meinem Fall eine Anregung des Arztes, die vielleicht zunächst ganz unschuldig war, mir aber während meiner Krankheit furchtbar geschadet hat. Jeder, der es weiß, kann spüren, wie sehr uns in den besten Zeiten irgendeine alte Melodie oder ein Bruchstück eines seltsamen Verses verfolgt und beunruhigt, mit welcher Hartnäckigkeit diese Einbildung, einmal eingepflanzt, in einem immer aktiven und phantasievollen Gehirn Wurzeln schlägt und Knospen bildet, das dann durch lange Schwäche ermüdet und überstrapaziert ist und nicht zu der mutigen Anstrengung fähig ist, durch die allein solch einen verachtenswerten Unsinn inmitten seiner grotesken und schrecklichen Umgebung abgeschüttelt werden könnte. Geplagt und beunruhigt von Anfällen, Stimmen, Wahnvorstellungen, weißer und grauer Substanz; unglaublich krank und sich nach nichts sehnend als gutem Essen und Ruhe, aber Tag und Nacht „beobachtet"; darüber spekulierend, was und wer all diese Leute sein könnten; Ich war von den Ärzten gereizt und von den Pflegern beleidigt – ich erinnere mich, dass mich einer von ihnen eines Morgens heftig getreten hat, als meine Hände zu schwach waren, um ihre Arbeit zu verrichten, und ich mich nicht schnell genug anzog, um ihm zu gefallen –, aber dass ich jetzt hier bin, gesund und stark, kann ich wohl einer Macht zuschreiben, die über der Selbstsucht der Menschen steht und diese Niedertracht nicht zu weit gehen lässt. Wie in solchen Fällen üblich, kann der Arzt dieses Ortes jetzt die Anerkennung für meine „Heilung" beanspruchen. Ich werde zeigen, bevor ich damit fertig bin, wie er sich durch seine eigene, bewusste Aussage von der Möglichkeit abschottete, dies zu beanspruchen. Über diese „Stimmen" von ihm grübelte ich und grübelte, bis sie etwas annahmen, das der Realität sehr ähnlich war. In meinem Elend dachte ich an einige Tote und Verstorbene, die mich mit ihrem Leben davor geschützt hätten, bis ihre unvergessenen „Stimmen" schließlich ein fester Bestandteil meines individuellen Wesens wurden, wenn ein anerkannter Verrückter das behaupten darf. Sie trösteten mich und verfolgten mich doch, bis ich schließlich fast glauben kann, dass sie für mich zu Schutzengeln wurden, wie die „Stimmen" von Jeanne d'Arc. Sie hätte kaum eine Chance gehabt, in die Hände britischer Spezialisten zu geraten. England hätte sie womöglich schlimmer bestraft als mit Reisigbündeln, wenn es sie ihnen übergeben hätte. Hätte ich mich noch einmal zwischen dem qualvollsten Tod und einer weiteren Haftstrafe in der von den Kommissaren am meisten geliebten Anstalt entscheiden müssen, würde ich kaum einen Augenblick zögern, mich für die erste zu entscheiden. Diese „Stimmen", die der Doktor geschaffen hatte, wurden mir immer wieder vorgehalten. Eine der drei Fragen, die mir ein Kommissar während der gesamten Zeit stellte, bezog sich auf sie; und wenn ich noch einmal sage, was ich in meinem ersten Kapitel sagte, nämlich dass sie der schlimmste Schwindel überhaupt sind, glaube ich, dass ich die Wahrheit sage, was schwierig ist, wenn alles Schwindel ist. Ich habe seine Erlaubnis, hier die Worte aus dem Brief eines Freundes zu zitieren, der über diese meine Geschichte geschrieben wurde. Er verbrachte eine Nacht in derselben Anstalt, als er dort einen „Patienten" besuchte: „Nun, man könnte sagen, es gibt nur eine Sache, die einen Menschen dazu befähigt, eine solche Prüfung zu ertragen. Ich frage mich oft, wie ich diese Nacht überstanden habe und wie es kam, dass ich mich am nächsten Morgen nicht zwischen zwei Wärtern befand. Ich bin sicher, ich habe genug Stimmen gehört, aber es waren heilige Stimmen."

Dieser Freund, dem es nicht gestattet war, mich zu sehen, war zu Besuch bei einem seiner Brüder, von dem ich bereits gesagt habe, dass er sich für meine Freilassung eingesetzt hatte. Er war zunächst heimlich in eine andere Anstalt gebracht worden (aus der er später wieder verlegt wurde), als sein Bruder nur wenige Meter entfernt war und nichts von dem wusste, was dort vor sich ging. Er wusste, dass sein Bruder bei Verstand war, beharrte die ganze Zeit auf dieser Überzeugung und schaffte es schließlich, ihn freizulassen. Einige Fakten aus dieser Geschichte sind ein gutes Pendant zu meiner. Das Opfer in diesem Fall war mit allen möglichen Wahlsorgen beschäftigt, als ein Freund ihn zu einem angesehenen Irrenarzt brachte, der eine private Anstalt in London besaß. Der Arzt sagte, er halte ihn für verrückt. Mein Freund ging hin und verlangte seine Gründe. Die Antwort war, dass er sich während eines langen Gesprächs vollkommen vernünftig und konsequent gezeigt hatte, aber beim Weggehen den Hut des Arztes anstelle seines eigenen aufgegriffen hatte. So überzeugend dieses Argument auch war, reichte es selbst nach Meinung der Verwandten nicht aus, um den Mann zum Schweigen zu bringen. Doch bei einer späteren Gelegenheit wurde er über etwas aufgeregt, und dieselbe Autorität wurde erneut privat konsultiert. Meinem Freund wurden keine Informationen gegeben; doch früh am Morgen schickte dieser Arzt zwei Wärter aus seiner eigenen Anstalt, die bereit waren, auf das Ergebnis eines Gesprächs zwischen dem Patienten und zwei Ärzten zu warten, die plötzlich auf ihn stürzten (einer davon ein völlig Fremder), und auf deren Bescheinigungen er dann und dort abgeschoben wurde. Als mein Freund davon hörte, unternahm er sofort Schritte, stellte jedoch fest, dass er nichts tun konnte. Das Gesetz sieht vor, dass die beiden bescheinigenden Ärzte keine Partner sein dürfen. Einer von ihnen hatte die Angewohnheit, in Abwesenheit des anderen die Geschäfte zu übernehmen. „Dies *war* sein Partner", sagte mein Freund, als er nach Wiedergutmachung suchte. „Ich fürchte, kein *eingetragener* Partner", war die rechtliche Antwort. Ich fürchte, das Common Law Procedure Act hat es nicht geschafft, die Sonderklage abzuschaffen oder aus dem weniger juristisch veranlagten Volk die Täuschung – darf ich dieses Wort verwenden? – auszulöschen, dass es das Ziel des Gesetzes sei, die Gerechtigkeit zu besiegen. [1] Der Gefangene blieb einige Zeit in dieser Anstalt; und er rechtfertigt die Vorliebe der Kommissare insofern, als er die Anstalt, in die ich eingesperrt war und in die er verlegt wurde, im Vergleich als gut bezeichnet. An diesem anderen Ort hatte er kein eigenes Zimmer und wurde immer wahllos mit allen Verrückten zusammengetrieben. Die einzige Bewegung, die ihnen erlaubt war, war innerhalb der Mauern des Geländes, da die Anstalt in London war. Er hatte keine Feder und keine Tinte; aber er sah, wie die Wärter solche Dinge taten, dass er es fertigbrachte, einige Notizen von dem, was er sah, mit Bleistift zu machen, und es gelang ihm schließlich, die Materialien zu beschaffen und den Kommissaren zu schreiben, was er gesehen hatte. „Wir" durften den Kommissaren schreiben, wenn wir unser Recht herausfanden. Wie viele solcher Briefe wir zu schreiben fertigbrachten, wie viele abgeschickt wurden, wenn sie geschrieben wurden, wie viele gelesen wurden, wenn sie abgeschickt wurden, wie viele bearbeitet wurden, wenn sie gelesen wurden, weiß ich nicht. In diesem Fall wurden all diese Prüfungen bestanden; denn die Kommissare kamen, stellten eine Untersuchung an und taten – nichts. Aber der anstößige Patient wurde an einen anderen Ort verlegt, wo ich ihn während meiner zweiten Amtszeit traf. Gesunde Patienten müssen in mancher Hinsicht eine Belastung sein. Ich habe gehört, dass mein alter Arzt sich offen darüber beschwert, dass ich der langweiligste Mensch war, den er je in seiner Obhut hatte, und ich glaube das; obwohl er am Ende unserer Beziehung nicht allzu erpicht darauf schien, mich loszuwerden. Wir sahen uns damals sehr wenig, mein Mitgefangener und ich, denn es hätte unangenehm sein können, aber es reichte, um die geistige Gesundheit des anderen anzuerkennen. Sein Bruder arbeitete hart für ihn, und schließlich wurden zwei unparteiische Ärzte aus der Stadt geschickt, um seinen Fall zu untersuchen. „Wir" haben auch das Recht, das zu verlangen, das habe ich inzwischen verstanden; obwohl ich nicht weiß, wie wir dieses Recht außer durch ein Wunder ausüben können. Wenn es einmal erlangt ist, welchen Nutzen wird es dann wahrscheinlich an einem solchen Ort haben, wo die neuen Ärzte natürlich voreingenommen sein müssen – wo das Opfer überängstlich sein muss, das sich nicht aufregen darf und daher natürlich ist – wo das Kreuzverhör schmerzhaft ist? Dennoch attestierten die beiden Ärzte, von denen einer für seine Nervenkrankheiten bekannt war, diesem Mann in diesem Fall seine geistige Gesundheit und hinterließen das Attest in den Akten. Es wurde einen Monat lang aufbewahrt. Ich erzähle die Fakten dieser Geschichte auf Grundlage der Autorität und Erlaubnis meines Freundes.

Mein Freund arbeitete draußen hart, so wie sein Bruder drinnen, und die schwer erkämpfte Freiheit wurde schließlich erlangt, es ist egal, wie. Als ich selbst freigelassen wurde, reiste ich einige Zeit mit meinem alten Mitgefangenen und sah bei ihm nie ein Anzeichen oder eine Spur von Wahnsinn. Ein angesehener medizinischer Baronet mit einem seltsam andeutenden Namen, der eher ein Förderer der Einrichtung ist und gelegentlich zu einer ungewöhnlichen Stunde einen Wahnsinnigen „diagnostiziert", hatte kurz zuvor anhand des Zitterns seiner Zunge – eines Glieds, das meiner eigenen Erfahrung nach bei Nervosität zum Zittern neigt – feierlich erklärt, dass er innerhalb eines Monats mit Sicherheit etwas Schreckliches bekommen würde – egal was. Es sind jedoch inzwischen viele Monate vergangen, und er hat es nicht bekommen. Umgangssprache ist manchmal ausdrucksstark. „Bash!" Der Baronet soll unfehlbar darin sein, diese besondere Krankheit, die nicht auftrat, anhand der Zunge zu „diagnostizieren". Mein Freund hatte keine Krankheit. Aber diese Leute hatten seine Nerven erschüttert, so wie sie für lange Zeit meine erschüttert hatten. Die Bosheit war vollbracht. Wie viele gibt es, die es angesichts solcher Wahrheiten wagen können, nicht an Ihn zu glauben, der noch immer sagt, wie er es in alten Zeiten sagte: „Sollte meine Seele nicht an einer Generation wie dieser gerächt werden?" Es ist alles sehr gut, in die Kirche zu gehen und Gebete zu „sprechen", sich über die Form Ihres Glaubens, die Farbe Ihrer Kleidung, die Anzahl Ihrer Verbeugungen zu streiten. Religion ist ein aktives, kein passives Wort; und wie Revolutionen wird sie nicht mit Rosenwasser gemacht. Tun Sie etwas, irgendjemand!

Lassen Sie mich dieses Kapitel mit meiner ersten Flucht beenden, da meine Leser meine Geschichte vielleicht satt haben. Nach einigen Monaten der Bewusstlosigkeit wurde ich zur Abwechslung in das *Nebengebäude am Meer geschickt* , von dem ich sprach. Was die Oberin nach der kurzen Zeit der ruhigen Beobachtung, die alles war, was ich brauchte, sagte, wurde bereits erzählt. Was ich fühlte, als ich von ihr erfuhr, wo ich war, muss ich nicht sagen. Sehr gut für mich war die Verbindung mit ihr, die mich vor meinen Gefährten und Wärtern rettete und mich trotz der „mörderischen" Tendenzen, vor denen sie gewarnt worden war, auf eine Fahrt oder einen Spaziergang mitnahm. Sie rief einen Verwandten zu mir, der mich außerhalb der Anstaltsgemeinschaften sehen sollte, der mich seit dem Unrecht überhaupt nicht mehr gesehen hatte; und als er das sah, blieb ihm keine andere Wahl, als mich wegzuschaffen, obwohl ihm alle möglichen Hindernisse in den Weg gelegt wurden, sogar von den Kommissaren, die sich ihrer eigenen Verantwortung entziehen, die sie für ein Gehalt akzeptieren, und die sie gern jedem aufbürden. Sehr gut für mich war auch die Verbindung mit dem jungen Arzt, einem Sohn des Direktors und seiner Frau, die im Nachbarhaus wohnten und die „Zweigstelle" leiteten. Sie luden mich abends zum Abendessen oder Whistspielen ein und sagten, was die Oberschwester sagte. Der junge Arzt ließ mich trotz aller Anweisungen zum ersten Mal seit vielen Monaten unbewacht und allein in meinem Zimmer schlafen, und die Erleichterung war unbeschreiblich. „Ich wünschte", sagte er als Antwort auf eine meiner Fragen, „Sie würden einfach so viel Essen und Trinken in sich hineinstopfen, wie Sie bekommen können." Als ich nach einigen Monaten in Freiheit wieder in die Anstalt eingewiesen wurde, hörte ich, dass er jede Verbindung mit ihr aufgegeben hatte, mit dem Bedauern, mit dem man einen persönlichen Freund vermisst. Aber ich glaube, ich war schon damals froh, das zu hören. Er hatte eine bequeme Bleibe, wenn er sie behalten wollte; aber er zog es vor, sich eine allgemeine Praxis zu kaufen und zu gehen. Das wundert mich nicht. Shakespeare hatte nicht ganz so recht wie sonst, als er sagte, dass „das Gewissen uns alle zu Feiglingen macht"; denn es gibt einige, die es zu tapferen Männern macht. Es ist der schlimmste Feind, aber es ist der beste Freund und der am leichtesten zu versöhnende, wenn wir es auf die richtige Weise versuchen. Aber ich werde nicht weiter moralisieren.

VI.

Die Kopfschüttler haben ein eigenes formelles Vokabular, das man nach einer gewissen Erfahrung auswendig kann. Es basiert auf dem einfachen Prinzip, alles in Verruf zu bringen. Diese Geschichte wurde als „sensationell" bezeichnet, obwohl sie einfach wahr ist. Wenn eine direkte Beschreibung der Dinge, wie sie sind, sensationell ist, sind die Dinge, wie sie sind, nicht die Dinge, wie sie sein sollten. Mir wurde auch gesagt, dass die Geschichte viel Missachtung der Gefühle der Menschen zeigt. Das trifft auf jeden Fall auf meine zu, die empfindlich genug sind und unglaublich geschmäht wurden. Wenn die Menschen sich herablassen, ein bisschen weniger an ihre eigenen Gefühle zu denken und ein bisschen mehr an die, die sie lebendig einsperren, werden wir auf dem Weg der Besserung sein. Wenn irgendetwas, das ich geschrieben habe, die natürliche Sensibilität von jemandem verletzt hat, der so gelitten hat wie ich, tut es mir sehr leid. Andere Gefühle in dieser Angelegenheit sind mir alles andere als gleichgültig. „Lass die gereizte Jade zusammenzucken, unsere Widerriste sind ungebogen."

Diese Kapitel sollen nicht als das gelesen werden, was mein Freund der Broschüre sie nennt – ein Angriff auf die Mediziner, die sich mit Geisteskrankheiten beschäftigen. Sie sind ein Angriff auf eine schreiende nationale Sünde und alle, die sie befürworten. Unter den Menschen, die Geisteskrankheiten praktizieren, gibt es Menschen, die das System verabscheuen, nach dem jeder Mensch als verrückt abgestempelt werden kann. Unter ihnen habe ich selbst einen meiner besten Freunde gefunden. Er war ein alter Bekannter. Er sah mich, als es mir fast am schlechtesten ging; aber er brachte mich nicht zum Schweigen. Er nahm mich mit in sein eigenes Haus und übergoss mich mit Öl und Wein, wie der barmherzige Samariter, der er ist. Nach ein paar Tagen Unterhaltung mit seiner eigenen Familie und an seinem eigenen Tisch – und er wollte von mir keinen Penny für seine unendlichen Mühen haben – versicherte er mir und meinen Freunden, dass ich nur ein Hypochonder sei, der gesund werden müsse. Er hätte mich gesund gemacht, wenn ich eingewilligt hätte, bei ihm zu bleiben, trotz eines gewissen Glaubens an Chloralhydrat, den er, wie ich wünschte, aufgeben sollte. „Hölle in Kristallen", hat mein prägender Freund es genannt. (Vielleicht darf ich hier hinzufügen, dass der Verwandte, der mich am besten kennen sollte, mit ebenso wenig Variation meine geistige Gesundheit bezeugte.) Ich erinnere mich gut daran, wie dieser warmherzige Arzt mich unter seinem eigenen Protest zu einem hervorragenden Diätassistenten entführte, den ich aufsuchen wollte, so sehr waren die okkulten Eigenschaften von Eiern und kaltem Hammelfleisch in mich hineingeraten, und als er den Raum verließ, schrie er fast auf das stereotype „Ich hoffe, Sie sind sehr genau, was seine Ernährung angeht", „Diät, sagen Sie es deutlich;

der Mann stirbt an Erschöpfung!" Das war ich. Aber ich war ruhelos auf mein eigenes Verderben aus, so schien es, und „Tu l'as voulu, Georges Dandin!" war die Last meiner frühesten Asylträume. Der rollende Stein blieb erst in der Brandung am Fuße der Klippe stehen, und ich fand keinen Sisyphos, der ihn wieder hochrollte, bis ich selbst sowohl Stein als auch Sisyphos spielte. Warum ich jedoch so hastig eingesperrt wurde, ohne dass ich einen so erfahrenen Freund zu Rate gezogen und ihn gesehen hätte, weiß ich nicht. An ihn hatte ich gedacht, als ich eine der meiner Meinung nach wichtigsten und einfachsten notwendigen Reformen vorschlug: dass niemand ohne die Zustimmung von mindestens einer angesehenen Autorität, die ihn nach sorgfältiger persönlicher Prüfung gut kennt, „zertifiziert" werden sollte.

Ich bin in meiner Geschichte noch einmal zurückgegangen, und ein Hauch von Seeluft wird ihr gut tun. Stellen Sie sich vor, ich wäre wieder mit der Oberin zusammen. Der Wechsel von der Anstalt und ihren Verbindungen zu dem kleinen Haus am Meer hatte eine sehr gute Wirkung. Das war auch für andere so, nicht nur für mich; denn die Verrückten dort, die armen Kerle, kamen mir in jeder Hinsicht sanfter und besser vor, als sie es waren, als ich sie in dem größeren Haus sah. Die Wärter waren da, um sie zu beobachten, mussten sich aber in einem Privathaus ruhig und zurückhaltend verhalten und lebten einfach unten, wie Dienstboten leben. Das Frühstück und Abendessen an der ordentlichen Tafel, angenehm von einer weiblichen Gastgeberin geleitet, war nach meiner vorherigen Erfahrung in der Tat eine Erleichterung. Dass sie sich als solche erwiesen haben, als nur sie und ich uns fortlaufend unterhielten und die anderen Gäste entweder schwiegen oder uns mit seltsamen Worten und Mätzchen ablenkten, die jeden verunsicherten, zeigt meiner Meinung nach teilweise, wie das Leben gewesen sein muss, das sie „erleichterten". Der arme Sänger des Bierliedes „Hey-diddle-diddle" war im Haus, und seine Art, sein Brot mit Messer und Gabel zu schneiden, „faszinierte" mich sehr, bis mir die Oberin sagte, wo ich war. Dort war auch der gute Petersiliesser, der an der Brightschen Krankheit starb; und dort starb er, kurz nachdem ich das Haus verlassen hatte. Nur zwei oder drei Tage zuvor musste er sich zum Essen zu uns setzen; und ich erinnere mich an die Freundlichkeit, mit der die Oberin ihn auf das Sofa legte, als sie das Leiden sah, von dem er nicht zu sprechen wusste, und ihn ins Bett schickte. Kurz zuvor hatte er mir über den Tisch hinweg ruhig ins Gesicht geblickt und mich in das Essigkännchen geworfen, das er dann ausleerte. Sein Bruder, ein Geistlicher, speiste bei einem Besuch bei uns und sah mich, dachte ich, mit einiger Neugier an. Was ich da *dans cette galère tat*, war mehr als einem ein Rätsel. Angesichts der Erinnerungen und Szenen in der Anstalt hätte mich wohl jeder für ungeeignet gehalten, weggebracht zu werden, so vollkommen unwissend war ich, wie es der Volksmund ausdrückte, ob ich auf dem Kopf oder auf den Fersen war. Zweimal täglich, wie es der Lauf der Dinge war, marschierten die sieben oder acht Irren, aus denen die Küstenkolonie bestand, zu einem Gesundheitsspaziergang aus, gefolgt von einer Meute Wärter in die der Stadt und den Straßen entgegengesetzte Richtung. Diese Spaziergänge waren anstrengend genug; in der Anstalt, auf den Landstraßen und Gassen, waren sie furchterregend gewesen. Die Oberin bewahrte mich, wie gesagt, so weit wie möglich mit der rücksichtsvollsten und rücksichtsvollsten Freundlichkeit vor ihnen. Sie nahm mich mit, um der Kapelle auf dem Pier zuzuhören und um mit ihr, einem auf Bewährung entlassenen Gefangenen, unter den Urlaubern des beliebten Badeortes umherzuspazieren; und diese Zerstreuungen, die im normalen Leben langweilig genug erscheinen, erschienen mir ganz außergewöhnlich reizvoll. Es war besser, wenn wir über Bücher und Dinge und Menschen sprachen; und was sie über mich sagte und schrieb, habe ich bereits erzählt. Abends rettete sie mich vor den anderen, damit ich in Ruhe mit ihr zu Abend essen konnte, wenn ich nicht nebenan zum Abendessen ging oder mit dem jungen Arzt und seiner netten Frau pfiff, die dort eine Abteilung weiblicher Patienten befehligten. Auch sie gaben ihre Meinung ab, und trotz vieler Einwände von Seiten, wo ich sie am wenigsten erwartet hätte – trotz der Meinung des Direktors, ich sei eine sehr gefährliche Person; trotz der bewundernswerten Kommissare Ihrer Majestät, von denen ich meines Wissens bisher keinen einzigen gesehen hatte, die aber mit den „Notizen" der Wärter gut bewaffnet waren – wurde ich für eine Weile weggebracht und wieder ein freier Mann. O Geist des Justizministers Stareleigh! „Nathaniel, Sir? Wie hätte ich Daniel auf meine Notizen bekommen können, wenn Sie es mir nicht gesagt hätten, Sir?" Wenn die Soldaten, Matrosen, Kesselflicker und Schneider des Establishments in ihren Aufzeichnungen vermerkt hatten, dass ich verrückt sei, nachdem ihnen das von Anfang an von ihren Arbeitgebern gesagt worden war (die sich über die Feinheiten von Gehirnfällen auslassen, aber dennoch den Berichten unwissender Männer vertrauen), wie zum Teufel hätte ich dann irgendjemand anderes sein können? Trotzdem gab es mehr als einen von ihnen, der es nicht glaubte und den Mut hatte, es zu sagen. Ich werde keinen Hinweis auf ihre Identität geben; denn sie könnten wegen eines solchen Pflichtverstoßes nachträglich entlassen werden, falls sie noch im Dienst sind. Das wäre vielleicht das Beste, was ihnen passieren könnte. Das Schlimmste an der ganzen Falle war für mich, dass ich, der ich keinem Hund wehtun würde, wenn ich es vermeiden könnte, als „gewalttätig" dargestellt wurde, obwohl ich schwächer war als jeder Hund. Das reichte aus, um jeden außer den Tapfersten und Freundlichsten davon abzuhalten, mir zu helfen; und ich kann nur annehmen, dass dies der Zweck war.

Aber die „Gewalt" und der Rest davon waren eine zu offensichtliche Lüge. Die Erlösung kam. Die folgenden Monate, bevor ich wieder eingesperrt wurde, die Oberschwester und der junge Arzt gingen – gute Pflanzen gedeihen schlecht in einem solchen Boden – möchte ich so leicht wie möglich übergehen. Sie hätten hauptsächlich mit häuslichen Angelegenheiten zu tun, die in einer Geschichte wie dieser nichts zu suchen haben, und betreffen nur das Gewissen, zu dem ich nichts zu sagen hätte. Ich bin mit ihnen fertig – lass sie in Ruhe. Die Zeit meiner Freiheit dauerte zehn Monate. Ich verbrachte die Zeit damit, ziellos von Ort zu Ort zu wandern – unter den Badegästen von Trouville und den Theaterbesuchern von Paris, in den Hotels und Straßen von London – auf eine Art und Weise, die eine eigene Geschichte ergeben würde, wenn dies der Ort wäre, um sie niederzuschreiben. Der Schock, mit dem ich erfahren hatte, was mir angetan worden war, hatte die Nerven, die mir die „Behandlung" hinterlassen hatte, bis ins Mark erschüttert. Nacht für Nacht tat ich nichts anderes, als von der Anstalt und ihren Schrecken zu träumen, zu träumen, zu träumen. Die Wärter, deren Gesichter ich so gut kannte, waren immer hinter mir; die Mätzchen der Verrückten wurden mit gnadenloser Treue nachgespielt. Das Gefühl der völligen Hilflosigkeit in den Händen der Irrenärzte, das diese Erfahrung in meinem Geist hinterlassen hatte, verließ mich weder Tag noch Nacht. Wenn ein Reisender in meinen Ohren zufällig auf „Bedlam let loose" anspielte oder ein launiges Lied über „Charenton" in einem französischen Varieté ertönte, trieb es mich aus dem Bahnhof oder dem Theater in hilfloser Angst vor ich weiß nicht was. Wenn mich nachts auf der Straße ein Gendarm ansprach, zitterte ich am ganzen Leib in der Erwartung, in eine französische Irrenanstalt eingewiesen zu werden. Wenn ich in einer Zeitung eine Anzeige für eine Irrenanstalt sah, war es, als würde ich sie voller Angst weglegen. Es schien mir nur eine Macht auf der Welt zu geben – die Macht des „Gesetzes" für Irren. So groß war das Vertrauen, das unser viel gepriesenes System, das vorgibt, kein Unrecht ohne Gegenmittel zu kennen, in jemandem wecken konnte, der seinen Schutz so dringend brauchte wie ich. In einer Hinsicht war seine Macht sicherlich gerechtfertigt, denn ich dachte, dass es mich im Ausland und zu Hause überall erreichen könnte. Ich behielt meine Ängste so gut es ging für mich; denn darüber zu sprechen hätte unter den Umständen meines Lebens bedeutet, dass ich sofort wieder eingesperrt würde. Aber es war eine furchtbare Prüfung. Ich war völlig eingeschüchtert und verängstigt und hatte Angst, irgendjemandem gegenüberzutreten; denn ich glaubte, in jedem Gesicht etwas über meine Geschichte zu lesen. Außer durch gelegentliche verzweifelte Anstrengungen konnte ich mich dazu zwingen, niemandem zu begegnen. Aber so krank ich damals auch war und voller Einbildungen, keiner der alten Freunde, die mich sahen, glaubte auch nur eine Spur von Wahnsinn in mir. Das weiß ich. Besonders in Paris fand ich einen alten literarischen Freund, in dessen Zimmer ich – vermutlich aus diesem seltsamen Grund, der Sympathie genannt wird – öfter gehen konnte als irgendwo sonst, wenn auch selten genug, weiß der Himmel! Ich habe mich seitdem oft gefragt, was er wirklich darüber denkt. In Theatern und Hotels, auf der Straße und in Cafés erlaubte ich mir selten, mehr als ein oder zwei aufeinanderfolgende Nächte am selben Ort zu schlafen, aus Angst, „entführt" zu werden, und wenn ich blieb, fürchtete ich mich davor, in mein Zimmer zu gehen und es dann wieder zu verlassen – ich fürchtete dieses trostlose Unheimliche hauptsächlich allein. Und die seltsame Ironie der ganzen Sache war, dass dies die Zeit war, in der ich tatsächlich dem Wahnsinn am nächsten war und wirklich sorgfältiger Überwachung bedurfte; nicht der von Wärtern oder Unterdrückung, wohlgemerkt, sondern der Zuneigung, die leider nicht auf Bestellung gefertigt wird. Man hatte mich als selbstmörderisch und mörderisch bezeichnet, obwohl ich für niemanden eine Gefahr darstellte. Nun nahmen Selbstmordgedanken tatsächlich Gestalt in meinem Kopf an. Darin lag kein Wahnsinn, denn der Impuls, den der Wahnsinn liefert, um diese elenden Gedanken in die Tat umzusetzen, fehlte mir immer und rettete mir so das Leben. Dennoch verging kein Tag, an dem ich nicht das Haus verließ mit der Absicht – wenn ich nur den nötigen Mut aufbringen könnte –, dieser unmöglichen Existenz ein Ende zu setzen. Ich wusste, dass ich nicht sterben würde; aber ich glaubte, dass ich nach der Behandlung, die ich einmal so schändlicherweise einschlug, um mir Ärger zu ersparen, kaum eine Chance hatte, einer zweiten Verurteilung zu entgehen, wenn ich nicht starb. Und das Ereignis gab mir kläglich recht. Habe ich nicht Grund zu sagen, dass ich keinen besonderen Beruf habe, die Empfindlichkeit anderer zu schonen? Ich habe keinen Respekt mehr für Pickwicksche Gefühle – keinen.

London war nur eine Wiederholung der Geschichte von Paris. Ich kämpfte mich ein- oder zweimal ins Theater. Eines Abends versteckte ich mich im hinteren Teil des Parketts, um mir ein eigenes Stück anzuhören, das gerade mit einigem Erfolg aufgeführt worden war – natürlich hatte ich es einige Zeit zuvor geschrieben. Ich hielt es für gefährlich, öffentlich bekannt zu werden, und fragte mich dummerweise, ob ich jemals selbst solche Dinge geschrieben hatte. Nach einigen Monaten auf dem Land, wo ich vergeblich versuchte, mir ein Leben zu Hause aufzubauen, und mich immer mehr auf langen einsamen Spaziergängen erschöpfte, von jeder Art nervöser Angst heimgesucht, kehrte ich verzweifelt nach London zurück und fragte mich, ob dies, da ich nicht den Mut hatte zu sterben, nicht irgendwie durch schiere Erschöpfung von selbst enden würde. Das würde es nicht, denn ich war noch voller Leben. Ich ließ niemanden wissen, wo ich war, denn ich hatte weder die Kraft noch Lust zu schreiben und niemanden, mit dem ich kommunizieren wollte. Außerdem hatte ich Angst und wanderte von einem Hotel zum anderen in der Hoffnung, ein Niemand zu sein. Ich hatte meine Individualität in der Anstalt eingebüßt; warum sollte ich sie wieder zurückhaben wollen? Aber ich musste mich melden, und eines Tages wurde ich im Crystal Palace wieder von einem „düsteren Mann" beobachtet – nicht mit einer Yatagan, sondern mit einer Zeitung. Natürlich dachte ich, er sei ein

Wärter, da ich das schon seit einiger Zeit erwartet hatte; aber er war nur ein Detektiv. Er war einigen, die ich in Theaterstücken gesehen habe, nicht sehr unähnlich, denn er ließ mich seine Mission sofort erkennen; und es bereitete mir eine gewisse grimmige Belustigung, ihn an einem sehr unangenehmen Tag durch die Gärten zu führen, wobei er die offensichtlichsten Notizen über mich machte, die ich je gesehen habe, in einem aufdringlichen roten Notizbuch. Ich schlenderte zum Rand der Salzflut am Ende der Gärten (nicht tief), wo die Vorsintflutlichen leben, blieb dort stehen und sah aus, als ob ich hineinspringen wollte. Er zeigte keine Absicht, sich einzumischen, sondern beobachtete interessiert vom gegenüberliegenden Ufer aus und füllte beinahe sein Notizbuch. Dann enttäuschte ich ihn, wandte mich wie Box, der Drucker, vom Abgrund ab, ging in den Erfrischungsraum und aß ein Eis. Das störte ihn sehr, aber er notierte es. Im Zug stieg er in einen Waggon, der auffallend weit von meinem entfernt war, traf einen Kumpel in London, dem er seine Ideen mitteilte, und nachdem sie mir dabei zugesehen hatten, wie ich in Lucas' gemütlichem Kaffeezimmer ein melancholisches Abendessen zu mir nahm, während er im Laden vorne mit Brötchen und Bier herumtrödelte, folgten mir die beiden in Mr. Hares nettes kleines Theater – ich hatte es nie gewagt, nach der herabsetzenden Wirkung der Verbindungen des „Establishments", die meine Selbstachtung zu vermindern schienen, meine Augen über den Abgrund zu erheben –, saßen hinter mir und beobachteten mein Verhalten in Bezug auf Gilberts „Broken Hearts" mit einem in ihren eigenen Köpfen offensichtlichen bedauerlichen Verlangen nach „etwas Pikantem", begleiteten mich dann für den Augenblick sicher zu meinem Hotel und gingen mit dem gewissenhaften Gefühl, ihre Pflicht als Detektiv erfüllt und meiner Beobachtung völlig entgangen zu sein. Waren sie wohl die Hauptgelehrten des Werks? Und wer hat die genaueren Notizen gemacht, der Beobachter in seinem Buch oder der Beobachtete in seinem Kopf? Nichts überrascht mich mehr, wenn ich an diese ganze trostlose Zeit zurückdenke, als meine einzigartige Beobachtungsgabe, der kein Datum oder Detail entgangen zu sein scheint. „Hyperästhesie", nehme ich an, oder Störung der weißen Substanz. Vielleicht war es ein Infarkt.

Nun, durch die übermenschlichen Anstrengungen von Inspektor Bucket war ich bis zu meinem Versteck aufgespürt worden, und am nächsten Morgen kam ein Arzt zu mir und stellte mir noch ein paar Fragen. Aber er war derjenige, von dem ich gesagt habe, dass er ernsthafter Arbeit einen würdigen Verstand gegeben und Irrenanstalten und Wahnvorstellungen so entschieden verurteilt habe. Kein Mensch hätte freundlicher und weiser sein können. Ich glaube, er hätte sich gut täuschen lassen und mich für verrückt halten können; denn zu diesem Zeitpunkt, mit den Stimmen, Wahnvorstellungen, Visionen und all dem Unsinn, der mir eingetrichtert wurde, hatte ich beinahe begonnen, mich selbst für verrückt zu halten. Ich hatte kaum Kleidung bei mir, da ich mit dem Eindruck umherirrte, dass irgendwo in der Nähe ein Punkt sein müsse. Ich hatte mir die Haare nicht gekämmt; ich sah völlig benommen aus und hatte in dem kleinsten Raum im obersten Stockwerk eines unserer größten Gasthäuser Zuflucht gesucht. Wenn ich als entflohener Sträfling angeklagt worden wäre, wäre die Antwort schwierig gewesen. Er ließ sich jedoch nicht täuschen und verordnete Ruhe für Körper und Geist, was manchmal ein ebenso sinnloses Rezept ist wie Portwein und Seeluft für den abgezehrten Armen. Da es keine besseren Straßen dorthin gab, schickte man mich zu einer Hydrotherapie-Einrichtung im Norden, wieder einmal in die Obhut eines Leibdieners, der mich auf der Straße nicht aus den Augen verlieren durfte. *Ay de mi!* Die ganze hoffnungslose alte Geschichte ging wieder von vorne los.

Ich kannte diesen Palast der Wasserkur gut. Ich hatte dort in glücklicheren Zeiten angenehme Tage erlebt, als ich dachte, ich würde ohne besonderen Grund dorthin gehen und baden, und hatte mich viel mit den Launen und Merkwürdigkeiten des Ortes amüsiert; all die Leute „fuhren auf dem Wasserweg nach Gravesend", wie Sir George Rose zu sagen pflegte. Es war das Eigentum eines freundlichen Schotten, der inzwischen verstorben war, und der mir angenehme Erinnerungen an seinen häuslichen Kreis und seinen privaten Vorrat an „Whisky" hinterlassen hat, den er mir abends, wenn die Wasserwäscher zu Bett gegangen waren, großzügig verabreichte, nachdem er mich morgens in seinem Ratszimmer in die theoretischen Tugenden der Abstinenz eingewiesen hatte. Jetzt hatte es, wie andere Orte dieser Art, seine häusliche Gestalt verloren und war in die unpersönlichen Hände einer Gesellschaft übergegangen. Die vorsitzende medizinische Autorität war jetzt ein anderer Mann. Ich frage mich, ob er manchmal von mir träumt? In der ersten Nacht, nachdem ich den Ort erreicht hatte, kam es zu einem Krachen. Ich konnte diese Reise nicht länger ertragen; und die Träume von verstorbenen Lieben vermischten sich so lebhaft mit den alptraumhaften Schrecken, die ich aus (wie soll ich die Anstalt nennen?) Pecksniff Hall geerbt hatte, dass ich nicht einmal die Hälfte dessen wusste, was ich tat. Der Fachbegriff für Träume ist, wie ich bereits sagte, „Visionen". Als ich träumte, dass ein Wärter über mir war und dass ein Geist mir sagte, ich solle weglaufen, sprang ich im Schlaf auf und rollte über das nächste Treppengeländer. Der Sturz war nicht schwer und der „verzweifelte Versuch" schlug fehl; denn ich brach mir nur eine Rippe und eine Wunde im Brustbein, die sich später als nützlich für die Wärter erwies. Ich wurde für eine Weile ins Bett gelegt und etwas versorgt; und bald konnte ich wieder Auto fahren und herumspazieren und Rasentennis spielen. Aber die Traumängste und die täglichen Schrecken verfolgten mich immer noch; und ich schreckte immer noch vor allen zurück. Schließlich wurde mir meine ständige Angst bewusst; ich geriet in einen Anfall von Schwindel und begann, in Abständen verschiedene alberne Dinge zu rufen. Man hätte mich pflegen und mir Wein in die Kehle gießen und die üblichen Hausmittel anwenden sollen. Was getan wurde, war Folgendes: Die kräftigen Bademeister und Diener des Ortes wurden geschickt, um mich festzuhalten; und ich wurde geknebelt und geknebelt gelassen, bis das Blut aus meinem Mund lief. Dann kamen wie zuvor zwei seltsame Ärzte, deren Namen und Gesichter ich nicht kenne und die, wie ich annehme, von meinen „Freunden" angewiesen worden waren, ein Attest zu unterschreiben. Dann wurde mir eine starke Dosis Opium verabreicht, und es wurde eine Vorladung an den Meister von Pecksniff Hall geschickt, der zwei kräftige Wärter mit dem Zug nach Norden schickte, um meinen herkulischen Körper zu beschlagnahmen. Einer war der gutmütige Kolonialist; der andere ein Mann, den ich besonders verabscheute, ein fetter ehemaliger Lakai, der später von seiner Arbeit als „sehr lustig" berichtete und die besondere Begabung hatte, mir, wenn ich hilflos im Bett lag, auf die Brust zu springen und mich fast zu erwürgen. Eine eingebildete Ähnlichkeit seines verträumten Gesichts mit einem historischen Gesicht ließ mich, als ich ihn eines Tages verträumt vom Bett aus betrachtete, ihn vage mit der Familie Orton in Verbindung bringen; und unter den *dramatis personæ* meiner Phantasie kannte ich ihn als den jungen Orton und vertrieben mir einige Stunden damit, Romanzen über ihn und das Tichborne-Erbe zu erfinden. Es gab da einen anderen Mann, der in einem Kreis bewundernder Freunde liebevoll „Birdie" genannt wurde, der ihm so ähnlich war, dass es mich ziemlich wütend machte, nicht entscheiden zu können, wer der wahrere Anwärter war. Es war jedenfalls etwas, das man tun konnte. Aber „Birdie" war auf seine Art auch gutmütig, obwohl er gerne Streiche machte. Mir missfiel seine Art, morgens, wenn ich zu schwach war, um Einwände zu erheben, meine Haarbürste in die Schüssel zu tunken und sie an seinem eigenen Kugelkopf unter meinen Augen zu benutzen; aber ich hege keinen Groll gegen ihn. Eine seiner Vergnügungen hat mir einiges geschadet; denn er hatte die Angewohnheit, Dinge im Zimmer aufzuwirbeln und damit wegzulaufen – was mich, nehme ich an, verwirrte, und ich musste die ganze Zeit lachen. Er vollbrachte dieses Kunststück einmal mit einem neuen Schonbezug; und von diesem Moment an, zusammen mit der unbeschreiblichen Unordnung und dem völligen Fehlen jeglicher sichtbarer Aufsicht über die Wärter, die in dem großen Irrenhaus herrschten, erweckte es in mir den Eindruck, dass es hier mehr Unehrlichkeit gab, als es sein könnte. Es war natürlich eine „Wahnvorstellung", und die „Noten" müssen viel dazu gesagt haben; umso mehr, als, als es bekannt wurde, einige der Männer darauf wie auf einem Instrument spielten, da sie, wie ich fürchte, nur zu gerne aus Unwissenheit spielen, da sie nur zu viele Gelegenheiten dazu haben, die Schwächen und Einfälle der armen Menschen in ihrer Obhut auszunutzen. Die Sache ist nicht viele Worte wert, aber sie ist ein sehr gutes Beispiel dafür, wie dieses abscheuliche System dazu neigt, genau die Dinge zu schaffen, die es heilen soll. Meine Überlegungen zur Familie Orton – die ebenso sehr eine Wahnvorstellung sind wie die anderen – habe ich ausschließlich in meinen eigenen Notizen niedergeschrieben.

Am Morgen blickten mir die Wärter ins Gesicht, und in einer wilden Opiumtrance, die auf das schwächste Gehirn einwirkte, wurde ich wieder in mein Gefängnis gebracht. Ich erfuhr, dass ich während der Reise einmal sprach, und nur einmal, als der Anblick meines Kolonialisten, der sich einen Krug Bier gönnte, die gesunde britische Natur weckte und nach einem Drink verlangte; ich erinnere mich nicht daran; denn ich erinnere mich an nichts als eine wirre Abfolge von Zügen und Bahnsteigen, bis ich in der Anstalt halb bewusstlos aufwachte und mich auf dem Rücken auf dem Boden liegend wiederfand, mit einem Arzt auf der einen Seite und meinem alten Diener – der in der Zwischenzeit aus Indien zurückgekehrt war – auf der anderen, der mich betrachtete. Dies wurde – vage – als „Anfall" beschrieben. Ich muss, wie der Yankee in der Geschichte, „ein Wal bei Anfällen" gewesen sein, denn ich hatte Anfälle aller Art – epileptisch, epileptoid – „toid" bedeutet nichts, sondern wurde ersetzt, als die erste „Diagnose" sich in ihrer angeborenen Albernheit offenbarte; gelähmt (im linken Arm, als ich einige Tage im Bett darauf gelegen hatte und er etwas taub war); und alle anderen, die mir in die Hände fielen. Ich wünschte, ich könnte diese „Notizen" sehen; sie müssen wunderbar sein. Aber wie in der Menge der Ratgeber Weisheit liegt, so liegt in der Menge der Krankheiten Sicherheit. So begann meine zweite Haftstrafe – acht Monate Gefängnis. Wurde jemals eine solche Geschichte erzählt? Es wird nur sehr wenig mehr davon geben.

VII.

Wenn ich auf das erste Kapitel meiner Geschichte zurückblicke und sehe, dass ich niedergeschrieben habe, dass meine Erfahrung nichts besonders Schmerzhaftes enthielt, wundere ich mich über die Fähigkeit der menschlichen Natur, zu vergessen und zu vergeben, wo dies nur erlaubt ist. Nachdem ich mich nun mit den Einzelheiten befasst habe, scheinen sie mir mit einem ganz außergewöhnlichen Schmerz verbunden zu sein. Ich brauchte Zeit und Nachdenken, um das Unrecht, das mir angetan wurde, auch nur annähernd in seiner Tiefe und Höhe zu ermessen. Nur das Vergessen wird bleiben, wenn dieses, mein letztes Kapitel, zu Ende ist; denn Vergebung ist in meinem Fall seitdem unmöglich geworden.

Wenn die Anstrengung für die menschliche Schwäche zu groß ist
, dann verzeihen Sie den Sündenbock, der uns von außerhalb der Stadt vertrieben hat. Verzeihen Sie Ihnen die kleinsten Qualen des Todes: Verzeihen Sie einfach, lassen Sie uns das Unrecht geschehen!

Als ich das erste Mal unter Wahnsinnigen eingesperrt wurde, nach diesem kindischen Irrsinn, der keinen anderen Zweck hatte, als diejenigen zu veranlassen, die kamen und mich pflegten, deren klare Pflicht es war, dies zu tun, war ich so krank und gebrochen, dass, wenn er in meinem Fall gewesen wäre,

Der Hund meines Feindes hätte,
auch wenn er mich gebissen hätte, in dieser Nacht meinem Feuer standhalten sollen.

Beim zweiten Mal war es vielleicht noch grausamer. Und die Sache geschah unter dem Deckmantel der Gesetze gegen Geisteskrankheiten. Wenn diese Gesetze bloße Herzlosigkeit so schützen, was müssen sie dann in Fällen tun, in denen direkt böse Zwecke verfolgt werden sollen?

Die Traurigkeit dieser Geschichte berührt mich trotz allem und macht mich begierig, sie zu Ende zu bringen. Der zweite Satz war wieder dasselbe, außer dass ich wusste, dass ich in einer Anstalt war, und mich damit abfand, dass ich keine Chance hatte, zu entkommen. Niemand kümmerte sich darum. Warum sollte ich fliehen? Beim ersten Mal hatte ich ein paar Besucher. Als sie kamen, ersetzten ein gut gedeckter Mittagstisch und eine gute Flasche Wein den Müll, den wir allzu oft zu konsumieren hatten, und das unbefestigte Gelände und die hübschen Gärten von Pecksniff Hall erinnerten an ein Landhaus in alten Zeiten. Mein Anwalt kam, um mich zu besuchen und Hammelfleisch zu essen – ein guter Kerl, an den man gerne denkt, in der Bitterkeit, die sich mit meiner Tinte vermischen wird, wenn ich weitermache. Er brachte zufällig das erste Exemplar der „Welt" mit, das ich gesehen hatte, und ließ es bei mir als seltsame Verbindung zu seiner vergessenen Patin. Ich begleitete ihn mit einem Wärter zum Zug und fragte mich ziemlich, warum ich nicht auch gehen sollte. Ich hatte die Anstalt nicht erkannt und sprach mit ihm nur über Geldangelegenheiten, die mich beunruhigt hatten. Beim zweiten Mal war ich zu weit weg; ich wollte keine Besuche und kümmerte mich auch nicht darum, obwohl ich Tag für Tag aus meinen unruhigen Träumen aufwachte – nicht alle waren jetzt schlecht, aber einige waren außergewöhnlich schön – mit dem Gefühl, dass mich sicher jemand vor Einbruch der Nacht retten würde. Wie krank ich nach dieser Opiumreise war und ob ich im Sterben lag oder nicht, weiß ich nicht. Der Meister sagte, dass ich es war, und nach dem Würgen und der Verabreichung von Drogen ist es sehr wahrscheinlich. Es war in einer heißen Nacht im Juni, als ich mich wieder an diesen schrecklichen Ort legte, in den hintersten Raum in einem abgelegenen Flügel des Gebäudes, zwischen zwei Wärtern, die sich links und rechts von mir niederwarfen und mich die ganze heiße Nacht über fest zwischen sich hielten, ihren eigenen tiefen Schlaf ausschnarchten oder aufwachten, um mich fester zu halten, wenn ich versuchte, mich zu rühren. Ich stieß später zufällig auf die „Notizen" eines von ihnen über diese Nacht, in denen er mir berichtete, dass ich einige „schlechte Anfälle" – gewalttätige, nehme ich an – gehabt hätte, da ich noch immer Schmerzen von meinem Sturz und dem Knebel hatte; opiumbetäubt und verlassen, schwächer als ein Kind. Tage und Nächte lang ging das so weiter, mit einem ständigen Wechsel der mehr oder weniger groben und harten Wärter. Sie wurden angewiesen, mich zu dritt oder zu viert gleichzeitig zu bewachen, wegen meiner gefährlichen Eigenschaften und meiner dummen Versuche, mich von ihnen zu befreien. Untereinander lachten sie darüber, da sie meine Schwäche kannten; und der kleinste Junge unter ihnen – denn es gab eine Menge kleiner und hässlicher Jungen im Personal – führte mich mit seinem kleinen Finger herum. Aber manchmal trug mich eine Abteilung von ihnen in mein Schlafzimmer oder hielt mich im Bett fest, wobei sie mir die Kleider zerrissen. Als Erklärung für die Mängel in meiner Garderobe (von denen jeder von uns eine Liste hatte, wie ein Schuljunge) stand in den „Notizen", dass ich sie selbst zerrissen hatte – ein „bekanntes Zeichen von Wahnsinn!" Wie ich dieses „Nordzimmer" fürchtete! Es lag in der ältesten Ecke des Hauses, war kalt und heiß und von Ratten heimgesucht; und so wie Mrs. Gamp und ihre Freundin ihrem sterbenden Schützling vorgekommen sein mussten, so kamen mir die Wärter vor, als sie in den Ecken während meines Halbwahnsinns gurrten.

Mir schien, die Ärzte hätten erstaunlich wenig dazu zu sagen. Sie besuchten mich ab und zu für ein oder zwei Minuten in meinem Bett. Der Hausarzt, der meinen Freund so beeindruckte, hatte jahrelang an diesem Ort gelebt und schien keine anderen Ideen zu haben. Er bewahrte schreckliche kleine Dinge in Flaschen auf und notierte gewissenhaft an einer Maschine unter meinem Fenster – die aussah wie das Pult eines Orchesterdirigenten – die Menge des täglichen und nächtlichen Niederschlags. Ich schätze, wir müssen alle etwas tun. Im Sommer war er ein großartiger Bogenschütze und stolzierte mit Bogen und Köcher herum. Einige der Patienten beteiligten sich an dem Sport – ein melancholischer Lord, der nie sprach, aber von allen „mein Lord" genannt wurde, ganz wie es in vernünftigeren Kreisen üblich war, und ein oder zwei andere. Ich versuchte es einmal und war ziemlich erfreut, als ich feststellte, dass ich, obwohl ich noch nie zuvor Pfeil und Bogen benutzt hatte, besser abschnitt als der Hausarzt. Aber auch der Affenmensch durfte sein Glück versuchen und spielte mit seinen Pfeilen scheußliche Streiche und verzog das Gesicht, so dass ich mich nicht mehr an dem Vergnügen erfreuen konnte. Von Cricket hatte ich bei meinem ersten Besuch genug und wollte nicht noch einmal Spießruten laufen. Zu einer Art Ablenkung trieb mich gelegentlich Verzweiflung; denn die Spaziergänge auf dem Meilenkreis des Geländes oder zwischen den Gassen und Straßen waren zum Verrücktwerden. Die Sonntagsspaziergänge waren am schlimmsten; wenn der britische Dorfbewohner im Urlaub war und uns anstarrte und verwunderte. In den Wintermonaten unternahm ich gelegentlich Versuche, der Meute von Rohrweihen zu folgen, die zu unserem Nutzen zusammengehalten wurde – was die Wächter und Landbewohner jedenfalls sehr amüsierte. Ich war nie ein Freund von Rohrweihen und dies war vielleicht weder der Ort noch die Zeit, um auf den Geschmack zu kommen. Eine halbe Stunde auf den schlammigen Feldern ermüdete den schwachen Körper und Kopf und verschlimmerte meine müden Träume. Aber es verschaffte mir eine kurze Zeit relativer Freiheit; und ich konnte mich besser mit einem netten jungen Kerl treffen, der als Gefährte des Affenmenschen hierhergekommen war und meine Gesellschaft entschieden bevorzugte. Seine Unterkunft kann nicht angenehm gewesen sein; und er fand in meinem Zimmer seine einzige Zuflucht vor der allgemeinen Unordnung im Haus und bei den Dienern, obwohl wir selbst dort der einen Melodie nicht entkommen konnten, die einer von ihnen auf einem alten Klavier in einem der öffentlichen Räume immer zu Tode hämmerte, zum Wohle der dort angesammelten gebrochenen Nerven. Ich war damals aus dem Nordzimmer entfernt worden; ich nehme an, zugunsten eines gewalttätigeren Neuankömmlings. Ich fand auch einen anderen angenehmen Gefährten in einem Offizier, der viel im Auslandsdienst gewesen war und gern redete. Er fragte sich, warum er hier war. Er sei krank gewesen, erzählte er mir. Wir trafen uns zuerst am Billardtisch, und er kam sofort auf mich zu und sagte, er kenne mein Gesicht und müsse mich in Karlsbad getroffen haben, wie es der Fall war. Es ging ihm gut genug, um die Achseln zu zucken und sogar Spaß daran zu finden, die Wahnvorstellungen der Verrückten zu studieren und darüber zu reden. Er sei so viel durch die Welt gejagt worden, sagte er, dass es ihm egal sei, wie das alles ausging; und er habe kein besonderes

Verlangen, die Freunde wiederzusehen, die ihn eingesperrt hatten. Das wundert mich nicht. Er mag verrückt gewesen sein; aber ich sah ihn oft, und er war die beste Nachahmung von Vernunft, die ich je gesehen habe. Jedenfalls hat es ihm wenig genützt, dort zu sein. Wir folgten den Weidenläufern, aßen zusammen Sandwiches und spekulierten darüber, warum wir auserwählt worden waren, von diesem Turm von Siloah zerquetscht zu werden. Einmal, als ich einen stärkeren Gedanken verspürte, schrieb ich einen Brief an einen alten literarischen Freund. Er war sehr harmlos, denn ich wollte mich nicht beschweren; aber der Freund war Mitglied einer bekannten Anwaltsfamilie, und sein Name auf dem Umschlag erregte Aufsehen. Man glaubte, er sei in der Handschrift meines Beamten; und er wurde gefragt, warum er an einen Anwalt geschrieben habe und worüber. Warum die Leiter einer Anstalt Angst vor ihren besten Freunden, den Anwälten, haben sollten, weiß ich nicht. Aber anscheinend haben sie es. Ich übertreibe jedoch nicht. Mein Brief wurde verschickt.

Die verrückten Hundewelpen würden ein eigenes Kapitel abgeben; aber mit ihnen bin ich fertig. Schließlich begann ich zu glauben, dass in dem Durcheinander der ganzen Angelegenheit Hunde, Ärzte, Wärter, Patienten und Jäger alle gemeinsam Hamlets Weg gingen. Ich würde viel darum geben – Vorurteile beiseite –, um ein paar meiner nächsten Freunde und Kopfschüttler (die Marcellus und Bernardos der Gesellschaft – „Wir könnten, und wenn wir wollten –") ein paar Runden mit diesen überirdischen Hunden drehen zu lassen. Wie ich meine Abende verbrachte, wie auch meine Tage, außer mit gelegentlichem Studium alter Romane, gelegentlich einer Stunde Wahnsinnsbillard, gelegentlich einer Partie Dame oder Schach mit jedem, der genug Verstand hatte, die Züge zu kennen, weiß ich nicht. Ich war zu schwach im Kopf und zu krank, um zu studieren, wie ich gesagt habe, oder um die Kletten von mir abzuschütteln. Sonntags trank ich um fünf Uhr Tee mit dem Meister – der einzige Patient, der dieses Privileg hatte, glaube ich; aber er sprach gewöhnlich von einem gewissen Dr. Blanc und der Minderwertigkeit der französischen Irrenanstalten und versagte beim älteren Grossmith, und ich war keinen Deut besser. Zweimal bat mich ein jüngerer Arzt - einer aus der Familie und der Firma, denn Pecksniff Hall war in der Gesellschaft der Grafschaft eine feste Größe und das schon seit einigen Generationen -, bei ihm zu Hause zu speisen, ebenfalls außerhalb der Anstalt. Ich fand ihn einen recht netten Kerl und seine Frau sehr freundlich, und ich verzweifle daran, meinen Lesern zu vermitteln, wie angenehm es war, wie ein Gentleman an einer angenehmen Tafel zu speisen. Es kam kein anderer Patient, und, wie er es ausdrückte, wir "versenkten den Laden". Ist ihm nie in den Sinn gekommen, dass der "Laden" und ich ziemlich unpassend waren? Er mochte Burlesken, war ein guter Billardspieler und sah aus wie ein geradliniger Kavallerieoffizier. Der Direktor teilte mir mit, dass er mich zum zweiten Mal gegen den Willen seiner Familie empfing. Ich war krank und sentimental und dachte daran, wie freundlich der alte Mann war und wie hart seine Familie gewesen sein musste, mir das einzige Heim zu missgönnen, das ich wahrscheinlich bekommen würde. Ich habe seitdem manchmal gehofft, dass die Familie ihre eigene Meinung zu dem Fall hatte und nicht den Wunsch hatte, sich meiner anzuschließen; aber ich weiß es nicht.

Ein Entertainer, der mit einer Romanautorin zusammenarbeitete, brachte ein kleines Stück namens „Cups and Saucers" mit, das im Speisezimmer aufgeführt werden sollte. Ein lustiges kleines Stück, dachte ich, und den Wärtern und Bediensteten gefiel es recht gut. Aber nachdem ich es eine Weile angesehen hatte, zog ich mich in meine Einsamkeit zurück, denn es war mehr, als ich ertragen konnte. Der Wahnsinnige neben mir ärgerte sich mit lauter Stimme über den Kartoffelpreis, der weit vom Thema abwich. Er war ein reicher Wahnsinniger und hatte mich ein paar Tage zuvor auf eine Spazierfahrt mitgenommen, hatte seine „Bizeps" entblößt, um mich zu bewundern – er war sogar noch weniger bizipitär als meiner – und war sehr zornig geworden, weil ich nach seinem „Daily Telegraph" fragte, woraufhin er sagte, er sei noch nicht fertig damit. Damals lagen Kriegsgerüchte in der Luft; und obwohl es vor der Zeit war, als Jingo eine Macht geworden war, war er intensiver und demonstrativer Jingo als die Blüte der Varietés. Wenn der Innenminister überhaupt von den Verachtungsschlägen profitiert hat, die Mr. Forbes in seinem temperamentvollen „Zypern-Fiasko" über ihn ausgegossen hat, dann muss er im Moment genug damit zu tun haben, die Geographie Persiens und des Euphrat-Tals zu lernen; aber er könnte noch Zeit finden, diesem gefangenen Jingo einen guten Dienst zu erweisen. Wo ist die konservative Wachsamkeit, die eine Abstimmung wie diese der Menschheit entgehen lässt? Da kam ein Zauberer mit griechischem Namen, den ich mied; da kam ein Kinderharfenist mit einem Konzert namens „Little Ada Somebody", dem ich nicht zuhören wollte; und da waren verschiedene Partys auf der „Damenseite", denen ich mich nicht stellen konnte.

Diese Damenseite übte auf mich den seltsamen Zauber des Unbekannten aus. Sie nahm die Hälfte des großen Hauses ein; und außerdem gab es eine kleine Damenkolonie in einem hübschen kleinen Haus mit einem sanften, poetischen Namen auf dem Gelände ganz in der Nähe. Die angeborene Tapferkeit der Ärzte schien sie ständig auf der Damenseite zu halten. Wenn ich jemals nach einem von ihnen fragte, war er immer da und empfing mich, wenn er zurückkam. Mein Freund, der Offizier, durchschaute die Geheimnisse und beschrieb die kleinen Kartenspiele und Musikabende als etwas sehr Seltsames. Ich konnte nicht dazu bewegt werden, hinzugehen, und die Aufzeichnungen sind verloren gegangen. Aber ich traf die armen Frauen auf meinen täglichen Spaziergängen und auf dem Gelände und lernte viele ihrer glanzlosen Gesichter kennen. Eine von ihnen, in einem Rollstuhl, sprach mich einmal plötzlich auf der öffentlichen Straße an, als wir sie überquerten, mit einem der schlimmsten Worte der englischen Sprache und schickte mich benommen und träumend „nach Hause". Die weiblichen Wärter begleiteten sie; adrette junge Frauen mit Ohrringen, viele von ihnen, die vielleicht bei Spiers und Pond im Gros hätten unter Vertrag genommen werden können; die im Vorbeigehen viele freundliche Augenzwinker und Zeichen mit ihren männlichen Gegenstücken austauschten. Aus welchen Reihen sie rekrutiert werden, weiß ich nicht und habe auch nicht den Wunsch, danach zu fragen. Die Traurigkeit über die Sache war sehr tief; denn da ich wusste, was wir Männer ertragen mussten, stellte ich mir viele Gedanken darüber, was diese eingesperrten Frauen wohl zu ertragen hätten. Das Gesetz für uns ist das Gesetz für sie. Die Nervenkrankheiten, die uns befallen, greifen ihren empfindlicheren Organismus zehnfach an; und sie sind vor Unrecht oder Selbstsucht nicht sicherer als wir. Wie oft können, um nur eine Gefahr zu nennen, die Einfälle des Kindbettfiebers fälschlicherweise als Wahnsinn bezeichnet und – an diesen Orten und unter diesen Gefährten – auch so behandelt werden? Unsere Frauen und unsere Schwestern sind, so wie die Dinge jetzt stehen, vor der Bastille nicht sehr sicher.

Meine Zeit verging. Während der bitterkalten Wintermonate war die Anstalt in den Händen von Arbeitern und wurde repariert. Die großen, hallenden Korridore wurden tapeziert und gestrichen, die Zimmer erneuert, die Kapelle nach bewährter Art geschmückt. Die Arbeiter waren sowohl bei Nacht als auch bei Tag bei der Arbeit, und die Patienten schlichen in ihren Mänteln durch die Gänge und wärmten sich an Feuern. Ich dachte, man hätte vielleicht einen besseren Zeitpunkt wählen können, und die Verwirrung schien mir noch schlimmer, aber das geht mich nichts an. „Wäre es doch Nacht!", dachte ich am Morgen, und „Wäre es doch Morgen!" in der Nacht – wenn die Wärter in Eile von ihrer Stunde draußen zurückkamen, die Gänge mit Gerede, Lärm und Flüchen erfüllten und um zehn mit viel Zeremoniell Nachtkerzen brachten. Das Geschirr war wunderschön; und einige der Kerzenleuchter waren so groß, dass ich mich manchmal fragte, ob mein Wärter für den Augenblick – sie wurden jeden Abend in verschiedene Zimmer geschickt, damit wir nicht zu abhängig von irgendjemandem wurden, nehme ich an – mir in mein Schlafzimmer vorausgehen würde. Das gemeinsame Frühstück begann um acht und das gemeinsame Abendessen um eins. Es gab zwei oder drei verschiedene Tische für diejenigen, die in der Gemeinschaft lebten; und der Rest aß getrennt, jeder in seinem eigenen Zimmer. Lange Zeit nutzte ich das letzte Privileg; aber schließlich fasste ich eine Art verzweifelten Mut und dachte, es sei besser, so oft wie möglich mit meinesgleichen zusammenzutreffen. Außerdem gab es am gemeinsamen Tisch im Großen und Ganzen genug zu essen; während ich die privaten Mahlzeiten merkwürdig dürftig und dürr fand. Ich nehme an, dass ich wie Oliver Twist um mehr gebeten hätte. Aber ich hatte Angst vor allem und jedem und hielt mich zurück, da ich ein ähnliches Ergebnis befürchtete. Die Gesichter am Tisch änderten sich kaum; denn unser Tisch war praktisch ein Ort für Unheilbare. Der gütige Tod änderte sie manchmal, wie ich gesagt habe. Einige von denen, an die ich mich aus meiner ersten Zeit erinnerte, hatten sich sichtlich zum Schlechteren verändert, wie der arme Sänger des Bierliedes, der mir immer mit einem Gefühl des Unrechts zu kämpfen schien, das er nicht aussprechen konnte. In den öffentlichen Anstalten, so sagte man mir, gibt es viele Heilungen. Bei uns war das nicht so. Es gab Zeiten, da wurden Patienten in eine andere Anstalt verlegt – vielleicht zum Schlechteren; denn ich habe gesagt, dass Pecksniff Hall die besten Zeugnisse der Kommissare hat; aber mit Ausnahme des Freundes, über den ich schrieb, erinnere ich mich an keinen anderen Fall der Befreiung als an einen. Es gab einen Geistlichen, der bei uns eingesperrt war, dessen Frau im Dorf nebenan wohnte. Sie war jeden Tag bei ihm, bewachte ihn jeden Tag, ging jeden Tag mit ihm spazieren und schien ihn nie zu verlassen, bis sie ihn wegbrachte. Tapfere kleine Frau, wie ich sie ehrte! denn ihre Nerven müssen genug auf die Probe gestellt worden sein. Wenn diese meine Papiere einen Verwandten zum Nachdenken bringen, ist so viel getan worden, wie ich hoffen kann. Der Meister nahm bei mir viel Anerkennung für diese Heilung in Anspruch. Möge er es verdienen! Denn er braucht bestimmt etwas, was er auf die Habenseite schreiben kann.

Die Kommissare habe ich einmal während meiner zweiten Entbindung gesehen. Sie kamen unerwartet wie ein Wolf in die Herde. Ich glaube, ihr Kommen wird den Patienten immer verheimlicht, aus Angst, sie könnten sie verwirren. Sie kamen mit Rückfahrkarten aus der Stadt, gültig für einen Tag. Sie drangen plötzlich in mein Zimmer ein – zwei oder drei, ich habe vergessen, welche, aber einer war ein kleiner, lahmer Herr, der Fragen stellte: Fühlte ich mich wohl? Hatte ich Kopfschmerzen? (Nun, an diesem Tag hatte ich welche, von der Farbe) – und hörte ich Stimmen? Meine Stuhlbezüge wurden gerade entfernt und ich hatte keinen Raum zum Nachdenken, geschweige denn zum Sprechen. Zweimal am Tag danach bat ich die Wärter, sie wiedersehen zu dürfen, aber weder sie noch natürlich den Arzt sah ich. Ich sage, dass ich nie verrückt war; und es gibt keinen ehrlichen Leser dieser Geschichte, der mir nicht glauben würde. Und das ist alles, was ich von den Kommissaren Ihrer Majestät in Sachen Wahnsinn gesehen habe. War es falsch, dies eine Farce zu nennen? Ich habe ihnen nichts vorzuschlagen. Wo Arbeit schlecht gemacht wird, kann Kritik gut tun. Wo sie überhaupt nicht gemacht wird, schweigt die Kritik. „ *Où il n'y a rien, le roi perd ses droits.* " Ich schrieb später, als ich frei war, an einen von ihnen, der einst mein Freund gewesen war, da ich es für meine Pflicht hielt, ihm zu schreiben. Er war damals sicherlich *functus officio* und weit weg von der Arbeit. Aber er antwortete nie auf meinen Brief; ich bin mir sicher, dass er ihn selbstgefällig als den Unsinn eines Verrückten abtat. Es muss ein ziemlich bequemer Platz sein, wo Offiziere und Ärzte und Anwälte und Verwandte alle in einer Geschichte verwickelt sind, und in der Welt hier unten gibt es nur wenige, die einen herausfinden könnten.

Wie der Mann, dem ich jetzt meine Freiheit verdankte, sagte, muss dies bald zu einer Erweichung des Gehirns geführt haben. Die Belastung war furchtbar geworden. Der Glaube an die Existenz eines Systems organisierter Plünderung unter dieser undisziplinierten Bande, die durchaus einen stärkeren Kopf gehabt haben könnte als ich damals, erschöpfte mich, obwohl ich versuchte, mich davon abzubringen. Einige der Männer spielten darauf, wie ich sagte. Und ich wurde durch diese Belastung zu krank und kraftlos, um viel mehr als eine Art Automat zu sein. Ich begann sogar so etwas wie das Gefühl zu haben, dass dies mein Zuhause war und dass ich wieder auf Wanderschaft geschickt werden könnte, wenn sie meiner überdrüssig würden. Als der Verwandte, von dem ich gesprochen habe, in eine benachbarte Stadt kam – zum Glück nicht in die Anstalt –, durfte ich den Tag wie ein Junge mit Exekutive verbringen , und selbst in meiner Krankheit ärgerte ich mich über die Einwände des Hausarztes, mir zu viel Urlaub von der Schule zu geben. Im Bewusstsein meiner guten Fähigkeiten des Herzens und des Verstandes erschütterte mich die armselige Unwürdigkeit der ganzen Sache noch mehr als größere Sünden; und das tut sie noch immer. Wie krank ich war, kann man daran erkennen, dass ich nicht auf meine Versetzung drängte, sie mir kaum wünschte. Aber der geschickte Arzt, der mich besuchte – ich bin jetzt fast am Ende meiner Geschichte angelangt –, der außer mir noch andere gerettet hatte, bestand praktisch darauf; und eines Morgens erhielt ich in der Anstalt die Nachricht, dass ich gehen müsse. Ich konnte es nicht glauben – konnte es nicht begreifen; dachte, ich sei für immer „in der Anstalt". Die Ärzte grinsten sarkastisch und angewidert; deuteten an, dass eine ernste Gefahr der Gesellschaft drohe, und deuteten ein „ *au revoir*" an. Das taten auch die Wärter, die im Allgemeinen lächelten und erwartungsvoll die Hände ausstreckten. Als ich brav war, hatte man mir ein wenig Taschengeld zugestanden, aber nicht viel zu geben. Wenn ich darüber nachdenke, bin ich seitdem nicht mehr geneigt, mit Spenden zu verschwenderisch umzugehen. Der letzte Bericht der ‚Bediensteten' war – ob im Zusammenhang mit meiner knappen Geldbörse oder nicht, kann ich nicht sagen –, dass sie mich noch nie schlechter gesehen hätten. Also hatte mir die ‚Behandlung' jedenfalls nicht gut getan. Mein neuer Vormund nahm mich mit zu seinem Haus an der See und gab mir, seiner Frau und seiner Tochter, eine Zeitlang ein richtiges Zuhause und war mehr als freundlich. Viel Hilfe bekam er nicht. Von einem nahen Verwandten im Ausland erhielt er einen beleidigenden Brief; vom Meister von Pecksniff Hall eine wütende Warnung, er nehme ‚einen selbstmörderischen und mörderischen Patienten auf, den gefährlichsten in seinem Haus'. Aber ein paar Tage zuvor hatte mich der Mann zu seinem Gast an seiner eigenen Teetafel eingeladen, allein mit seiner Frau und seinen kleinen Töchtern. Wie bringt er diese beiden Dinge in Einklang? Die Beschuldigung war grausam und hätte mich beinahe meines schwer erkämpften Zuhauses beraubt. Mein Retter glaubte kein Wort davon; aber seine Frau war natürlich verängstigt, und ein oder zwei Nächte lang schlief ein neuer Wächter vor meiner Tür, und ich musste mich zur Erbauung der Kommission einem neuen Kreuzverhör durch zwei weitere Ärzte unterziehen. Sie sagten, mein Blick sei abgeschweift, und stellten ein solches Attest aus, dass ich, der es sah, es ihnen zurückschicken konnte. Ohne mich wiederzusehen, stellten sie in aller Sanftmut ein weiteres in ganz anderen Worten aus, das das letzte in meinem Fall registrierte und zu Protokoll gegebene Dokument sein muss. Aber mein Verstand rehabilitierte sich nun, und ich war frei, trotz des Protests, der, neben der wertvollen Meinung der Wächter, Pecksniff Hall jeden Anspruch auf meine „Heilung" raubt.

Ich hatte noch immer viel zu ertragen. Wie gesagt, wurde lange Zeit behauptet, ich leide unter „Wahnvorstellungen" über meine Verwandten. Die Tatsache, dass sie mich in eine Anstalt steckten, ist wohl kaum einer davon. Die Umstände waren nach wie vor gegen mich, und die Benommenheit drohte immer noch wieder aufzutreten, während mich die Anstaltsträume natürlich noch mehr verfolgten. Sie haben mich schließlich verlassen, aber ich musste sie niederkämpfen, und dieses Mal tat ich es – in deren Kraft ich es gewagt habe, zu sagen, wie ich verpflichtet bin. Ich reiste wieder und es ging mir besser, indem ich mich zwang, mich wieder für die Szenen und Menschen um mich herum zu interessieren. Schließlich, und in einer für mich glücklichen Stunde, heiratete ich, obwohl ich mich fast dazu entschlossen hatte, das nie zu können. Ein Verwandter schrieb mir einen unverschämten Brief über diesen „außergewöhnlichen Schritt", der, wie die junge Dame in der Komödie sagt, „in der Metropole häufig vorkommt". Ein anderer schrieb mir innerhalb einer Woche nach meiner Hochzeit und drohte mir, ich könnte wieder eingesperrt werden. Meine junge Frau hatte eine Zeit lang Angst davor, wie sie mir später erzählte; aber sie ist eine tapfere Frau und hat den Mund gehalten. Als nächstes wurde mir „maßloses Verhalten" vorgeworfen – was ungefähr so schlimm ist wie Urkundenfälschung; und die Albernheit nahm den Schmerz. Aber es war nicht nett. Ich denke, es ist besser, für Unrecht zu büßen, als es mit Schlimmerem zu entschuldigen; aber es ist Geschmackssache.

„ *Liberavi animam meam.* " Meine Geschichte ist erzählt, wie es meine klare Pflicht war, sie zu erzählen, auch wenn es mir etwas wehtut. Diejenigen, deren Pflicht es ist, diese Bosheit wiedergutzumachen, sollen ihre Aufgabe erfüllen oder es auf eigene Gefahr unterlassen. „Mr. Hardress Cregan", sagt Miles in „Colleen Bawn", „ich mache Ihnen die Verachtung eines Schurken zum Geschenk." Und mit unendlichem Ekel und Verachtung und wenig

Hoffnung auf Besserung widme ich diese wahre Geschichte der Bastillen des
fröhlichen England allen, die sie betrifft.

„Der Brief."

Wenn sich die Leser dieser wahren Geschichte eine Reihe von Fleckfieberkrankenhäusern vorstellen, in denen jeder von ihnen, Mann oder Frau, bei den ersten Symptomen einer Erkältung mit moralischen, sozialen und physischen Folgen, die der Mensch nicht beschreiben kann, zu den schlimmsten Fällen gesperrt wird, werden sie etwas über die Bedeutung privater Irrenanstalten und unseres „Irrengesetzes" erfahren. Wenn sie weiter über die Chancen nachdenken, die sie dann hätten, der Infektion zu entgehen, werden sie sich nicht wundern, dass private Irrenanstalten nicht für ihre Heilungen berühmt sind. Die Angelegenheit betrifft sie mehr als mich; denn Vorsicht ist besser als Nachsicht, und ich habe keine Angst, wieder in die Falle zu tappen. Aber ich werde nicht davor zurückschrecken, auf Grundlage einer bequemen Theorie des „Lassens der Dinge", des „Vergangenen ist vergangen" usw. niederzuschreiben, was ich denke und weiß. Ich werde anderen eine Hilfe sein, wenn ich kann. Wenn jeder Däumchen drehte, wenn es um Verletzungen ginge, würden wir nicht viel erreichen. Ich muss mich nicht für den direkt persönlichen Charakter des Berichts entschuldigen, den ich geschrieben habe; denn nur als direkt persönlicher Bericht kann er irgendeinen Wert haben. Die Unterstellung von Geisteskrankheit wird mich nicht mehr lange beunruhigen. Für diejenigen, die mich kennen, ist sie absurd; für diejenigen, die mich nicht kennen oder die mich kennen und es trotzdem wiederholen möchten, bin ich nicht im Geringsten betroffen. Wenn ich dieses kurze Postskriptum überhaupt schreibe, dann deshalb, weil ich zu meiner großen Belustigung gehört habe, dass mir einige meiner Kritiker seit der Veröffentlichung dieser Geschichte die Ehre erwiesen haben, sie als Beweis für Geisteskrankheit zu bezeichnen! Ich kann nur mit Theodore Hook sagen, wenn er es war, der es gesagt hat: „Sir, wenn Sie das glauben können, glauben Sie alles." Aber sie glauben es nicht. Es ist die alte Frage von Ehrlichkeit und Unehrlichkeit, und sie geht mich nichts an. Ich nehme an, ich bin entweder verrückt, weil ich nicht den Mund halte, oder verrückt, weil ich denke, sie könnten mir glauben – alles für ein höhnisches Grinsen, seit jeher ein Sicherheitsventil für Dummheit oder Bösartigkeit. Es fällt jedem schwer, an solch mutwilliges Unrecht zu glauben. Das ist die Verteidigung derer, die mich ohne den Schatten einer Entschuldigung mit dem grausamsten Brandmal gebrandmarkt haben, das einem Menschen angedrückt werden kann. Die Sache war erledigt. *Magna est veritas* , am Ende: obwohl ich denke, dass es immer seltener wird.

Das Heilmittel für die Einsperrung in eine Irrenanstalt als lästige Person ist eine Klage wegen Freiheitsberaubung. Vielen Dank. In England vor Gericht zu gehen ist nichts weiter als ein Zeitvertreib für einen reichen Mann, der sich vielleicht gerne alle Hühneraugen verletzt sieht, oder für eine

„Gesellschaft", die keine Hühneraugen hat. Sie müssen bereit sein, viele Arten von Beleidigungen hinzunehmen, mit Missachtung des Gerichts, wenn Sie sie übel nehmen. Ich war selbst Anwalt und habe meine eigene Meinung über den Wert der Methoden des Gesetzes, einschließlich des Kreuzverhörs, als Wegweiser zur Wahrheit und als Mittel zur Gerechtigkeit. Ich habe im Hinblick auf eine Klage einen Anwalt konsultiert; aber von ihm habe ich gelernt, dass der erste Schritt, den ich tun muss, darin besteht, genau zu beweisen, wie die Sache gemacht wurde und wer es genau getan hat, während das ganze Wesen des Unrechts darin besteht, dass ich aufgrund einer gewöhnlichen Krankheit zu schwach war, um zu wissen, was getan wurde. (Wäre ich gesund und stark gewesen, hätte ich zumindest versucht, alle niederzuschlagen.) Hätte ich einen Fehler gemacht, wäre ich „nicht zugelassen" worden oder auf andere althergebrachte Weise um meine Rechte betrogen worden. Da ich also bei Verstand war und Anwalt gewesen war, ließ ich es dabei bewenden und tröstete mich, so gut es ging, mit Bumbles eindringlichem Appell – der nie so eindringlich war wie in diesem Fall – „Das Gesetz ist eine Plage."

Die ganze, noch schlimmere Verwirrung, die alles umgibt, was mit der offensichtlichsten, wenn auch schrecklichsten Form menschlicher Krankheit zusammenhängt, hatte ihren Ursprung wahrscheinlich in der Besorgnis gutherziger Menschen, das Gesetz der Todesstrafe unter jedem Vorwand zu umgehen. Sie nannten Leute „verrückt", um sie vor dem Galgen zu bewahren, obwohl sie wussten, dass sie nichts dergleichen waren. Viele Menschen mit gesundem Gewissen wurden dazu getrieben, die Todesstrafe als geringere Sünde oder edleres Recht zu betrachten, als böse Gesetze zu „befolgen". Da diese besondere Form der Umgehung zum Guten eingeführt wurde, war das Gesetz schnell genug, sie zum Schlechten auszunutzen und neues Unrecht einzuführen. Im Übrigen soll meine Geschichte für sich selbst sprechen. Ich habe in keiner Weise das Ausmaß der Nervenkrankheit verheimlicht, in die ich verfiel und die durch diese unsagbare Grausamkeit um das Zehnfache verschlimmert wurde. Ich wiederhole, dass es das Grausamste ist, was einem Nervenkranken angetan werden kann: und es wird oder kann jeden Tag vom Gesetz getan werden, das, glaube ich, kaum ein Unrecht kennt, das es nicht begünstigt. Das ist, als ob man einen Mann am Rande eines Abgrunds findet und ihm, anstatt ihn zurückzuhalten, einen freundlichen Schubs gibt und sagt: „Geh rüber und sei verdammt!" Das Gesetz wird in dieser Angelegenheit nichts unternehmen; aber die Medizin kann es zu ihrer eigenen Ehre tun; und ich bin froh zu sehen, dass „Lancet" den Krebs gut in den Griff bekommen hat. Ich glaube, dass die Totenglocke für private Irrenanstalten bald geläutet wird. Sobald wir einen Innenminister finden, der ehrlich und mutig genug ist, sich der Frage unerschrocken zu stellen, wird das ganze Gewebe aus Schwindel und Betrug wie Wachs im Feuer schmelzen. Amen. Denn es ist an der Zeit.

Fußnote:

[1] Diese Episode ist eine kleine Korrektur gegenüber dem Bericht, der in der Zeitung, in der sie zuerst erschien, veröffentlicht wurde. Ich hatte angenommen, dass die Partnerschaft zwischen dem Anstaltsbesitzer und einem der Ärzte bestand, aber da lag ich falsch. Die Korrektur liest sich für mich wie die berühmte Entschuldigung von Fähnrich Easy.